安全生产知识普及百问百答丛书

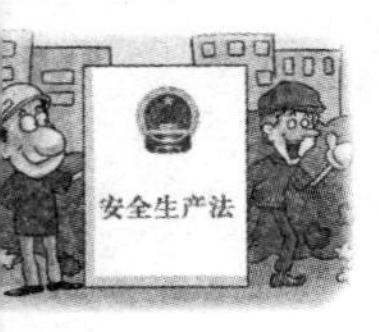

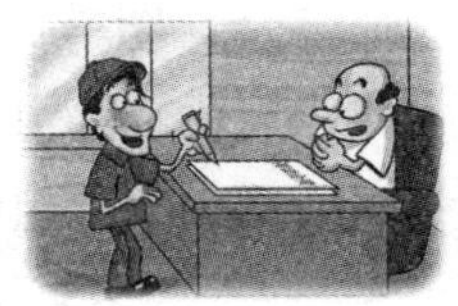

职业健康技术管理百问百答

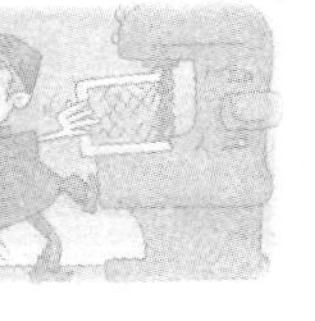

安全生产知识普及百问百答丛书编写组

杨　勇　时　文　王琛亮　葛楠楠　曹炳文

佟瑞鹏　刘松涛　任彦斌　刘梅华　秦荣中

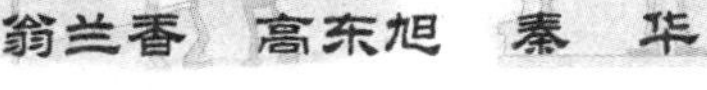

徐孟环　孙　超　韩雪萍　杨晗玉　王一波

翁兰香　高东旭　秦　华

本书主编　佟瑞鹏

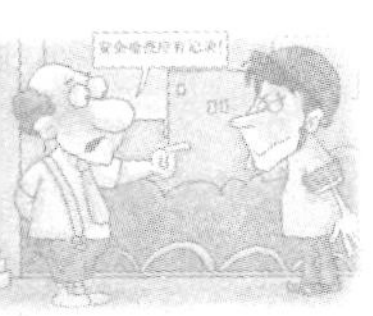

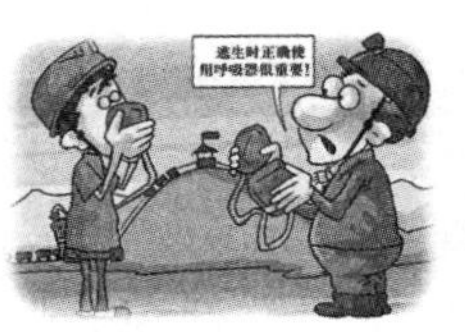

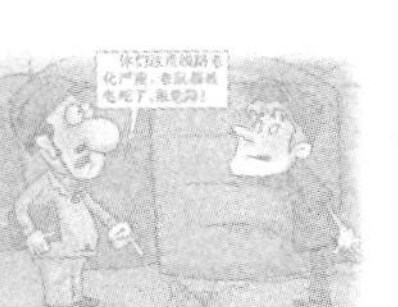

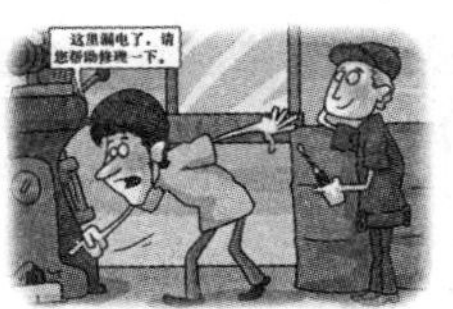

中国劳动社会保障出版社

图书在版编目（CIP）数据

职业健康技术管理百问百答/《安全生产知识普及百问百答丛书》编写组编. —北京：中国劳动社会保障出版社，2016
（安全生产知识普及百问百答丛书）
ISBN 978-7-5167-2393-7

Ⅰ. ①职… Ⅱ. ①安… Ⅲ. ①劳动卫生 - 卫生管理 - 问题解答 Ⅳ. ① R13-44

中国版本图书馆 CIP 数据核字（2016）第 049339 号

中国劳动社会保障出版社出版发行
（北京市惠新东街 1 号　邮政编码：100029）
*
三河市华骏印务包装有限公司印刷装订　　新华书店经销
850 毫米 × 1168 毫米　32 开本　5 印张　114 千字
2016 年 3 月第 1 版　　2016 年 3 月第 1 次印刷
定价：18.00 元

读者服务部电话：（010）64929211/64921644/84626437
营销部电话：（010）64961894
出版社网址：http://www.class.com.cn

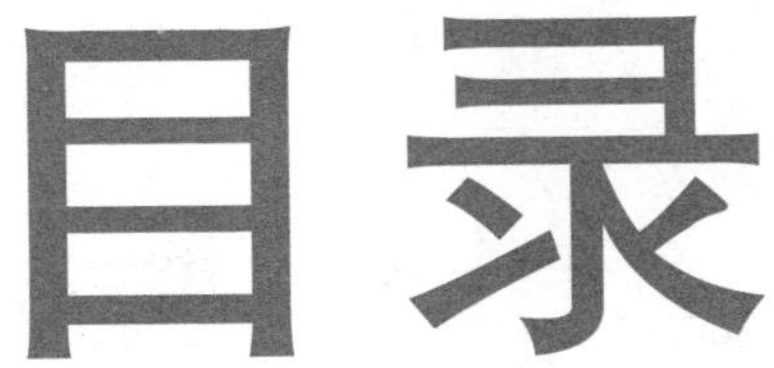

基础知识

职业健康监督与管理

企业职业健康管理与责任

生产性毒物与职业中毒防治

物理因素职业病及其防护

劳动防护用品的监督管理与使用

常见职业危害事故应急救护

基础知识

1. 什么是职业健康？

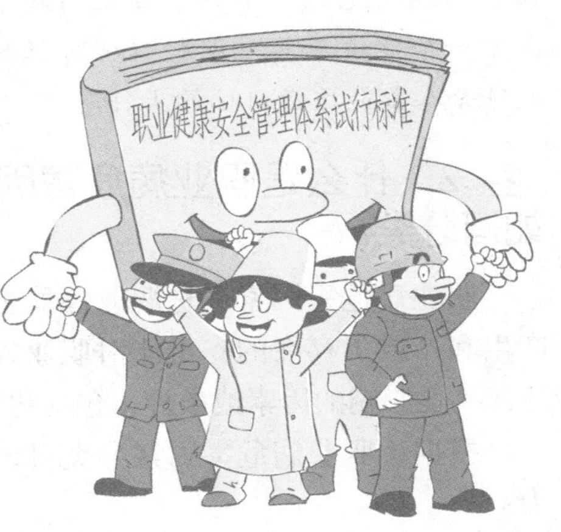

“职业健康”，在我国历来被称为“劳动卫生”“职业卫生”等，原国家经贸委、原国家安全生产监督管理局颁布的《职业健康安全管理体系试行标准》，首次将“职业卫生”一词修订为“职业健康”。目前在我国，劳动卫生、职业卫生、职业健康等叫法并存，但是其内涵是相同的。

在国家标准《职业安全卫生术语》（GB/T 15236—2008）中，将“职业卫生”定义为：以职工的健康在职业活动中免受有害因素侵害为目的的工作领域，以及在法律、技术、设备、组织制度和教育等方面所采取的相应措施。

职业健康（职业卫生）主要是研究劳动条件对从业者健康的影响，目的是创造适合人体生理要求的作业条件，研究如何使工作适合于人，又使每个人适合于自己的工作，使从业者在身体、精神、心理和社会福利等方面处于最佳状态。

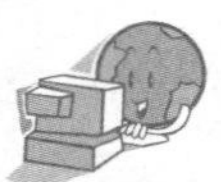

[相关链接]

国际劳工组织和世界卫生组织提出：职业卫生旨在促进和维持所有职工在身体和精神幸福上的最高质量，防止在工人中发生由其工作环境所引起的各种有害于健康的情况，保护工人在就业期间免遭由不利于健康的因素所产生的危险，使工人置身于一个能适应其生理和心理特征的职业环境之中。总之，要使每个人都能适应自己的工作。

2. 什么是职业病危害因素？职业病危害因素如何分类？

职业病危害因素又称职业性危害因素，是指在职业活动中产生和（或）存在的，可能对职业人群健康、安全和作业能力造成不良影响的因素或条件，包括化学、物理、生物等因素。

根据《职业病危害因素分类目录》，可将职业危害因素分为：

（1）粉尘类。包括：矽尘（游离SiO_2含量>10%）；煤尘；石墨粉尘；炭黑粉尘；石棉粉尘；滑石粉尘；水泥粉尘；云母粉尘；陶土粉尘；铝尘；电焊烟尘；铸造粉尘；白炭黑粉尘；白云石粉尘；玻璃钢粉尘；玻璃棉粉尘；茶尘；大理石粉

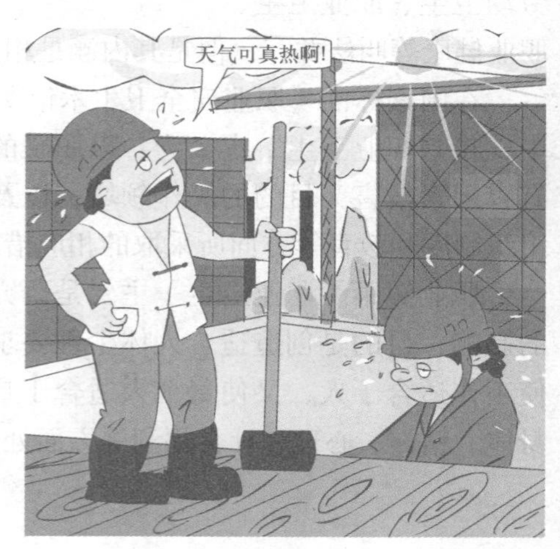

尘；二氧化钛粉尘；沸石粉尘；谷物粉尘（游离SiO_2含量<10%）；硅灰石粉尘；硅藻土粉尘（游离SiO_2含量<10%）；活性炭粉尘；以及其他可导致职业病的粉尘。共52种。

（2）化学因素类。包括：铅及其化合物（不包括四乙基铅）；汞及其化合物；锰及其化合物；镉及其化合物；铍及其化合物；铊及其化合物；钡及其化合物；钒及其化合物；磷及其化合物（磷化氢、磷化锌、磷化铝、有机磷除外）；砷及其化合物；铀及其化合物；砷化氢；氯气；二氧化硫；光气（碳酰氯）；氨；偏二甲基肼（1，1—二甲基肼）；氮氧化合物；一氧化碳；二硫化碳；硫化氢；磷化氢、磷化锌、磷化铝；氟及其无机化合物；氰及其腈类化合物；以及其他可导致职业病的化学因素。共375种。

（3）物理因素类。包括：噪声；高温；低温；振动；紫外线；激光；红外线；微波；高气压；低气压；以及其他可导致职业病的物理因素。共15种。

（4）放射因素类。放射因素是指放射源和射线装置产生的X、γ、n、α、β射线等，包括：密封放射源；非密封放射源；氡及其短寿命子（限于高氡暴露矿工）；铀及其化合物；宇宙射线；X射线机；X射线CT机；加速器；中子发生器；以及其他可导致职业病的放射因素。共8种。

（5）生物因素类。包括：艾滋病病毒（限于医疗卫生人员及人民警察）；布鲁氏菌；伯氏疏螺旋体；森林脑炎病毒；炭疽芽孢杆菌；以及其他可导致职业病的物理因素。共6种。

（6）其他因素类。包括：金属烟；井下不良作业条件（限于井下工人）；刮研作业（限于手工刮研作业人员）。共3种。

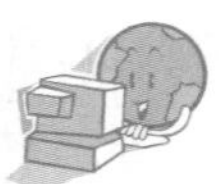

[相关链接]

职业卫生研究的是人类从事各种职业劳动过程中的卫生问题，其中包括劳动环境对劳动者健康的影响及防治职业性危害的对策。

只有创造合理的劳动工作条件，才能使所有从事劳动的人员在体格、精神、社会适应等方面都保持健康；只有防治职业病和与职业有关的疾病，才能降低病伤缺勤，提高劳动生产率。因此，职业卫生实际上是指对各种工作中的职业有害因素所致损害或疾病的预防。

[知识学习]

工作场所有害因素职业接触限值主要有以下几类：

（1）接触限值。指劳动者在职业活动过程中长期反复接触对机体不引起急性或慢性有害健康影响的容许接触水平。化学因素的职业接触限值可分为时间加权平均容许浓度、最高容许浓度和短时间接触容许浓度三类。

甲醛是不是对我们身体有害呀？
这要看我们的接触限值了！

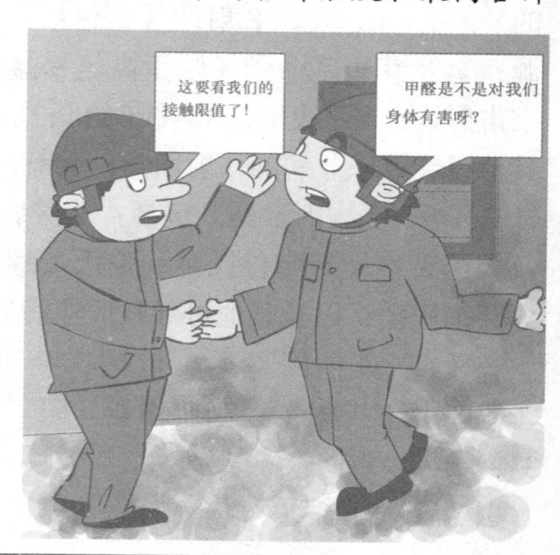

（2）时间加权平均容许浓度。指以时间为权数规定的八小时工作日的平均容许接触水平。

（3）最高容许浓度。指工作地点、在一个工作日内、任何时间都不应超过的有毒化学物质的浓度。

（4）短时间接触容许浓度。指一个工作日内，任何一次接触不得超过的15 min时间加权平均的容许接触水平。

（5）工作场所。指劳动者进行职业活动的全部地点。

（6）工作地点。指劳动者从事职业活动或进行生产管理过程而经常或定时停留的地点。

应该采用以下方法正确检测作业场所职业有害因素：

（1）物理因素监测。如噪声作用强度可以用噪声剂量计连续测定，评价热辐射强度用单向辐射热计和黑球温度计测定其作用强度。

（2）化学毒物监测。分为区域采样和个体采样两种方式；生物学检测，分直接测试、间接测试等。

（3）生产性粉尘监测。目前我国生产性粉尘卫生标准有时间加权平均容许浓度、总粉尘浓度和呼吸性粉尘容许浓度，同时还要对粉尘中游离二氧化硅的含量进行测定。

3. 什么是职业卫生技术服务机构？如何进行资质认定？

（1）职业卫生技术服务机构及其等级。职业卫生技术服务机构，是指为建设项目提供职业病危害预评价、职业病危害控制效果评价，为用人单位提供职业病危害因素检测、职业病危害现状评价、职业病防护设备设施与防护用品的效果评价等技术服务的机构。

根据《职业卫生技术服务机构监督管理暂行办法》，国家对职业卫生技术服务机构实行资质认可制度。职业卫生技术服务机构应当依照本办法取得职业卫生技术服务机构资质；未取得职业卫生技术服务机构资质的，不得从事职业卫生检测、评价等技术服务。

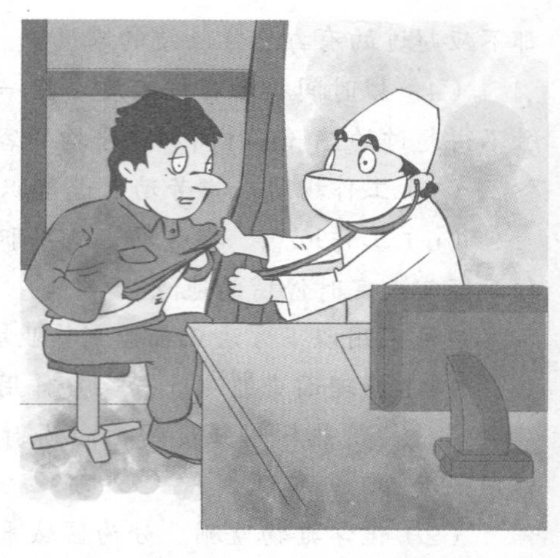

职业卫生技术服务机构的资质从高到低分为甲级、乙级、丙级三个等级：甲级资质由国家安全生产监督管理总局认可及颁发证书；乙级资质由省、自治区、直辖市人民政府安全生产监督管理部门（以下简称省级安全生产监督管理部门）认可及颁发证书，并报国家安全生产监督管理总局备案；丙级资质由设区的市级人民政府安全生产监督管理部门（以下简称市级安全生产监督管理部门）认可及颁发证书，并报省级安全生产监督管理部门备案，由省级安全生产监督管理部门报国家安全生产监督管理总局进行登记。

（2）职业卫生技术服务机构资格认定

1）职业卫生技术服务机构申请甲级资质，应当具备下列条件：

①具有法人资格；

②注册资金800万元以上，固定资产700万元以上；

③工作场所面积不少于700 m^2；

④有健全的内部管理制度和质量保证体系；

⑤有不少于25名经培训合格的专职技术人员；

⑥有专职技术负责人和质量控制负责人，专职技术负责人具有与所申报业务相适应的高级专业技术职称和5年以上工作经验；

⑦具有与所申请资质、业务范围相适应的检测、评价能力；

⑧法律、行政法规、规章规定的其他条件。

2）职业卫生技术服务机构申请乙级资质，应当具备下列条件：

①具有法人资格；

②注册资金500万元以上，固定资产400万元以上；

③工作场所面积不少于400 m^2；

④有健全的内部管理制度和质量保证体系；

⑤有不少于20名经培训合格的专职技术人员；

⑥有专职技术负责人和质量控制负责人，专职技术负责人具有与所申报业务相适应的高级专业技术职称和3年以上工作经验；

⑦具有与所申请资质、业务范围相适应的检测、评价能力；

⑧法律、行政法规、规章规定的其他条件。

3）职业卫生技术服务机构申请丙级资质，应当具备下列条件：

①具有法人资格；

②注册资金300万元以上，固定资产200万元以上；

③工作场所面积不少于200 m^2；

④有健全的内部管理制度和质量保证体系；

⑤有不少于10名经培训合格的专职技术人员；

⑥有专职技术负责人和质量控制负责人，专职技术负责人具有与所申报业务相适应的中级以上专业技术职称和1年以上工作经验；

⑦具有与所申请资质、业务范围相适应的检测、评价

能力；

⑧法律、行政法规、规章规定的其他条件。

（3）职业卫生技术服务机构资格认定办理

1）申请职业卫生技术服务机构资质认可，应当提交下列文件、资料：

①法定代表人签署的申请表；

②法人资格证明或者名称预先核准通知书；

③注册资金和固定资产的验资证明；

④工作场所产权证明或者租赁合同；

⑤专职技术人员、专职技术负责人、质量控制负责人的名单及其培训合格证书、技术职称证书、工作经历证明；

⑥职业卫生技术服务质量管理文件；

⑦拟开展的职业卫生技术服务项目及资质等级；

⑧在申请职业卫生技术服务业务范围内，能够证明具有相应业务能力的文件、资料；

⑨法律、法规规定的其他文件、资料。

2）申请程序。

申请甲级资质，按照下列程序办理：

①申请人将职业卫生技术服务机构资质申请表和本办法第十七条规定的文件、资料，报所在地省级安全生产监督管理部门审核。

②省级安全生产监督管理部门应当自收到申请文件、资料之日起5个工作日对其进行初审并决定是否受理。决定受理的，应当自受理之日起20个工作日内完成审核工作，并将审核意见和全部申请文件、资料报国家安全生产监督管理总局；决定不予受理的，应当向申请人书面说明理由。

③国家安全生产监督管理总局应当自收到审核意见和申请

文件、资料之日起20个工作日内，组织专家组对申请人进行技术评审，并根据专家组提交的技术评审报告和社会经济发展水平、区域经济结构、统筹规划、总量控制等要求做出资质认可决定。决定认可的，应当自做出决定之日起10个工作日内向申请人颁发资质证书；决定不予认可的，应当向申请人书面说明理由。

申请乙级资质，按照下列程序办理：

①申请人将职业卫生技术服务机构资质申请表和本办法第十七条规定的文件、资料，报所在地的市级安全生产监督管理部门审核。

②市级安全生产监督管理部门应当自收到申请文件、资料之日起5个工作日内对其进行初审并决定是否受理。决定受理的，应当自受理之日起20个工作日内完成审核，并将审核意见和全部申请文件、资料报省级安全生产监督管理部门；决定不予受理的，应当向申请人书面说明理由。

③省级安全生产监督管理部门应当自收到审核意见和申请文件、资料之日起20个工作日内，组织专家组对申请人进行技术评审，并根据专家组提交的技术评审报告和区域经济结构、统筹规划、总量控制等要求做出资质认可决定。决定认可的，应当自做出决定之日起10个工作日内向申请人颁发资质证书；决定不予认可的，应当向申请人书面说明理由。

申请丙级资质，按照下列程序办理：

①申请人将职业卫生技术服务机构资质申请表和本办法第十七条规定的文件、资料，报所在地的县级安全生产监督管理部门审核。

②县级安全生产监督管理部门应当自收到申请文件、资料之日起5个工作日内对其进行初审并决定是否受理。决定受理

的，应当自受理之日起20个工作日内完成审核，并将审核意见和全部申请文件、资料报市级安全生产监督管理部门；决定不予受理的，应当向申请人书面说明理由。

③市级安全生产监督管理部门应当自受理之日起20个工作日内，组织专家组对申请人进行技术评审，并根据专家组提交的技术评审报告和统筹规划、总量控制等要求做出资质认可决定。决定认可的，应当自做出决定之日起10个工作日内向申请人颁发资质证书；决定不予认可的，应当向申请人书面说明理由。

3）技术评审。国家安全生产监督管理总局、省级安全生产监督管理部门、市级安全生产监督管理部门（以下统称发证机关）应当从专家库中随机抽取相关专业的3至7名专家组成专家组，对申请人提供的文件、资料进行技术评审。

技术评审包括申请文件、资料的技术审查和现场技术考核。现场技术考核应当包括下列内容：

①核查现场有关设备、设施、仪器、仪表等；

②考核技术负责人、质量控制负责人及有关专职技术人员的专业知识和操作能力；

③抽查原始工作记录、影像资料、报告、总结、档案等资料；

④进行必要的盲样检测。

（4）职业卫生技术服务机构资质管理。职业卫生技术服务机构取得资质1年以上，需要增加业务范围的，应当向发证机关提出申请。发证机关应当按照本办法的规定进行认可。职业卫生技术服务机构的资质证书遗失的，应当及时在有关电视、报刊等媒体上予以声明，并向原发证机关申请补发。

职业卫生技术服务机构甲级、乙级、丙级资质证书有效期均为3年。资质证书有效期满需要延续的，职业卫生技术服务机构应当于期满前3个月向原发证机关提出申请，经复审合格后予以办理延续手续；不合格的，不予办理延续手续，并向申请人书面说明理由。职业卫生技术服务机构变更名称、法定代表人、注册地址的，应当自变更之日起30日内向原发证机关申请办理资质证书变更手续。职业卫生技术服务机构分立、合并的，应当申请办理资质证书变更手续或者重新申请职业卫生技术服务机构资质认可。

职业卫生技术服务机构不得转让或者租借其取得的资质证书。任何单位和个人不得伪造、变造、买卖职业卫生技术服务机构资质证书。发证机关对取得资质的职业卫生技术服务机构应当及时公告，接受社会监督。职业卫生技术服务机构资质证书由国家安全生产监督管理总局统一印制。

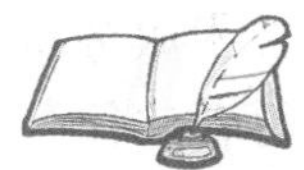

[法律提示]

为了加强对职业卫生技术服务机构的监督管理，规范职业卫生技术服务行为，构建职业卫生技术服务体系，为用人单位提供更好的技术服务，国家安全生产监督管理总局依据《中华人民共和国职业病防治法》第十九条、第二十七条的规定，在总结《职业卫生技术服务机构管理办法》，吸收、参考安全生产检测、评价技术服务机构管理的经验和做法的基础上，制定了《职业卫生技术服务机构监督管理暂行办法》（国家安全生产监督管理总局令第50号），自2012年7月1日起施行。

4. 职业卫生技术服务机构经营范围有哪些？其需要承担哪些法律责任？

（1）技术服务。职业卫生技术服务机构应当依法独立开展

职业卫生技术服务活动，科学、客观、真实地反映技术服务事项，并对出具的职业卫生技术报告承担法律责任。职业卫生技术服务机构应当公开办事制度和程序，简化手续，方便服务对象，并采取措施保证服务质量。取得资质的职业卫生技术服务机构，应当在批准的业务范围和规定的区域范围内开展技术服务工作，并接受技术服务所在地安全生产监督管理部门的监督管理。

取得甲级资质的职业卫生技术服务机构跨省、自治区、直辖市开展职业卫生技术服务，应当填写职业卫生技术服务机构跨省、自治区、直辖市服务工作报告表，报送服务所在地省级安全生产监督管理部门备案，并接受其监督检查。

职业卫生技术服务机构开展技术服务时，应当依法与建设单位、用人单位签订职业卫生技术服务合同，明确技术服务内容、范围以及双方的权利、义务和责任。职业卫生技术服务机构从事职业卫生检测、评价技术服务的收费，应当符合法律、法规的规定。法律、法规没有规定的，应当按照行业自律标准或者指导性标准收费；没有行业自律标准和指导性收费标准的，双方可以通过合同协商确定。

职业卫生技术服务机构及其专职技术人员在从事职业卫生技术服务活动中，不得有下列行为：

1）泄露服务对象的技术秘密和商业秘密；

2）伪造、变造、转让或者租借资质证书；

3）超出资质证书业务范围从事技术服务活动；

4）出具虚假或者失实的职业卫生技术报告；

5）转包职业卫生技术服务项目；

6）擅自更改、简化职业卫生技术服务程序和相关内容；

7）采取不正当竞争手段，故意贬低、诋毁其他职业卫生技术服务机构；

8）法律、法规规定的其他违法行为。

专职技术人员不得同时在两个以上职业卫生技术服务机构从业。职业卫生技术服务机构的职业卫生技术服务过程控制记录、现场勘察记录、影像资料及相关证明材料，应当及时归档，妥善保管。专职技术负责人和质量控制负责人应当按照法律、法规和标准的规定，加强职业卫生技术服务的全过程管理。职业卫生技术服务机构应当为专职技术人员提供必要的个体防护用品。

（2）法律责任。申请人隐瞒有关情况或者提供虚假材料申请职业卫生技术服务机构资质认可的，不予受理或者不予颁发证书，并自发证机关发现之日起1年内不得再次申请职业卫生技术服务机构资质。职业卫生技术服务机构在申请资质、资质延续、接受监督检查时，采取弄虚作假等不正当手段的，给予警告，不予颁发证书或者不予延续。职业卫生技术服务机构以欺骗等不正当手段取得职业卫生技术服务机构资质证书的，撤销其资质证书，并自发证机关撤销其资质证书之日起3年内不得再次申请职业卫生技术服务机构资质。

未取得职业卫生技术服务资质认可，擅自从事职业卫生检测、评价技术服务的，责令立即停止违法行为，没收违法所得；违法所得5 000元以上的，并处违法所得2倍以上10倍以下的罚款；没有违法所得或者违法所得不足5 000元的，并处5 000元以上5万元以下的罚款；情节严重的，对直接负责的主管人员和其他直接责任人员，依法给予降级、撤职或者开除的处分。

从事职业卫生技术服务的机构违反《中华人民共和国职业病防治法》及《职业卫生技术服务机构监督管理暂行办法》规定，有下列行为之一的，责令立即停止违法行为，给予警告，

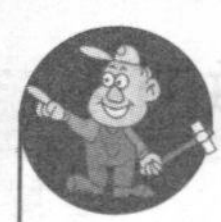

没收违法所得；违法所得5 000元以上的，并处违法所得2倍以上5倍以下的罚款；没有违法所得或者违法所得不足5 000元的，并处5 000元以上2万元以下的罚款；情节严重的，由原发证机关取消其相应的资格；对直接负责的主管人员和其他责任人员，依法给予降级、撤职或者开除的处分；构成犯罪的，依法追究刑事责任：

1）超出规定的业务范围和区域从事职业卫生检测、评价技术服务的；

2）未按照《中华人民共和国职业病防治法》及本办法履行法定职责的；

3）出具虚假证明文件的。

职业卫生技术服务机构有下列情形之一的，给予警告，并处1万元以下的罚款；情节严重的，处1万元以上3万元以下的罚款，依照法律、行政法规的规定撤销其相应资质；对相关责任人依法给予处理：

1）泄露服务对象的技术秘密和商业秘密的；

2）转让或者租借资质证书的；

3）转包职业卫生技术服务项目的；

4）采取不正当竞争手段，故意贬低、诋毁其他职业卫生技术服务机构的；

5）未按照规定办理资质证书变更手续的；

6）未依法与建设单位、用人单位签订职业卫生技术服务合同的；

7）擅自更改、简化职业卫生技术服务程序和相关内容的；

8）在申请资质、资质延续、接受监督检查时，隐瞒有关情况或者提供虚假文件、资料的。

职业卫生专职技术人员同时在两个以上职业卫生技术服务

机构从业的，责令改正，对职业卫生技术服务机构处3万元以下的罚款，对职业卫生专职技术人员处1万元以下的罚款。

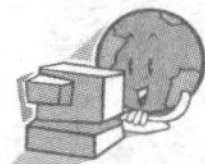

[相关链接]

取得甲级资质的职业卫生技术服务机构，可以根据认可的业务范围在全国从事职业卫生技术服务活动。下列建设项目的职业卫生技术服务，必须由取得甲级资质的职业卫生技术服务机构承担：

（1）国务院及其投资主管部门审批（核准、备案）的建设项目；

（2）核设施、绝密工程等特殊性质的建设项目；

（3）跨省、自治区、直辖市的建设项目；

（4）国家安全生产监督管理总局规定的其他项目。

取得乙级资质的职业卫生技术服务机构，可以根据认可的业务范围在其所在的省、自治区、直辖市从事职业卫生技术服务活动。下列建设项目的职业卫生技术服务，必须由取得乙级以上资质的职业卫生技术服务机构承担：

（1）省级人民政府及其投资主管部门审批（核准、备案）的建设项目；

（2）跨设区的市的建设项目；

（3）省级安全生产监督管理部门规定的其他项目。

取得丙级资质的职业卫生技术服务机构，可以根据认可的业务范围在其所在的设区的市或者省级安全生产监督管理部门指定的范围从事除甲级和乙级从事的建设项目以外的职业卫生技术服务活动。

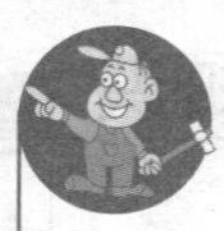

5. 什么是职业病?

当职业危害因素作用于人体的强度与时间超过一定的限度时，人体不能代偿其所造成的功能性或器质性病理的改变，从而出现相应的临床症状，影响劳动能力，这类疾病通称为职业病。一般被认定为职业病，应具备下列三个条件：该疾病应与工作场所的职业性有害因素密切相关；所接触的有害因素的剂量（浓度或强度）无论过去或现在，都足可导致疾病的发生；必须区别职业性与非职业性病因所起的作用，而前者的可能性必须大于后者。

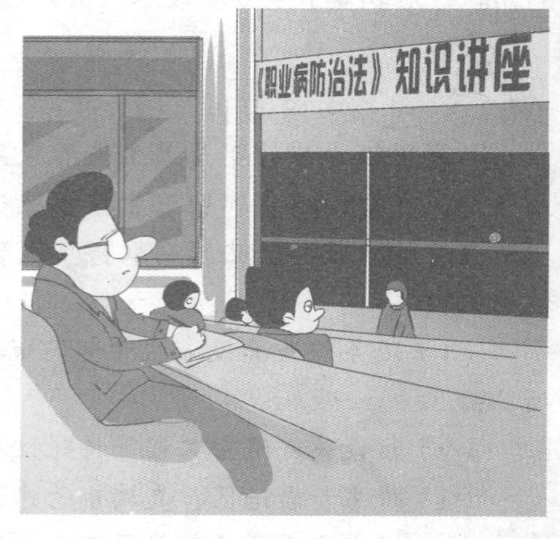

根据我国职业病防治法，职业病是指企业、事业单位和个体经济组织的劳动者在职业活动中，因接触粉尘、放射性物质和其他有毒、有害物质等因素而引起的疾病。

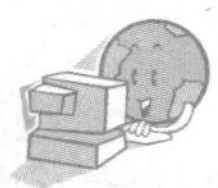

[相关链接]

医学上所称的职业病是泛指职业危害因素所引起的特定疾病，而在立法的意义上，职业病却具有一定的范围，即凡由国家政府主管部门明文规定的职业病，统称为法定职业病。

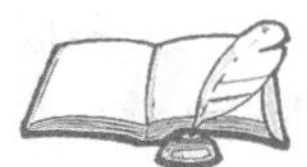

[法律提示]

2013年12月23日，国家卫生和计划生育委员会、人力资源和社会保障部、国家安全生产监督管理总局、中华全国总工会四部门联合印发《职业病分类和目录》（国卫疾控发〔2013〕48号）。《职业病分类和目录》自印发之日起施行。原卫生部和原劳动和社会保障部联合印发的《职业病目录》予以废止。

6. 我国法定的职业病有哪些？

根据《职业病分类和目录》（国卫疾控发〔2013〕48号）规定，纳入职业病范围的职业病分10类115种。

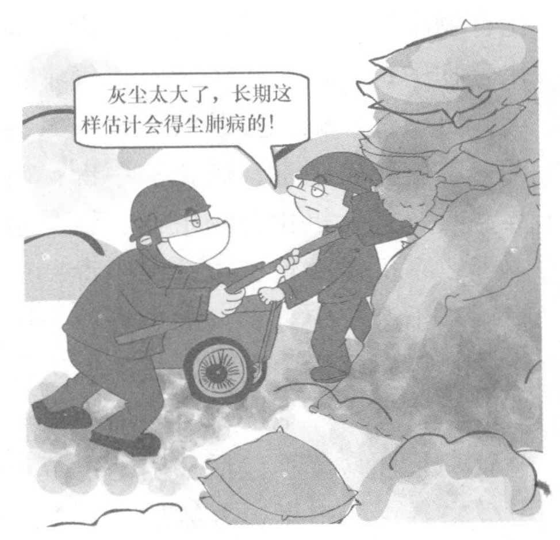

（1）职业性尘肺病及其他呼吸系统疾病

1）尘肺病。矽肺；煤工尘肺；石墨尘肺；炭黑尘肺；石棉肺；滑石尘肺；水泥尘肺；云母尘肺；陶工尘肺；铝尘肺；电焊工尘肺；铸工尘肺；根据《尘肺病诊断标准》和《尘肺病理诊断标准》可以诊断的其他尘肺病。

2）其他呼吸系统疾病。过敏性肺炎；棉尘病；哮喘；金属及其化合物粉尘肺沉着病（锡、铁、锑、钡及其化合物等）；刺激性化学物所致慢性阻塞性肺疾病；硬金属肺病。

（2）职业性皮肤病。接触性皮炎；光接触性皮炎；电光

性皮炎；黑变病；痤疮；溃疡；化学性皮肤灼伤；白斑；根据《职业性皮肤病的诊断总则》可以诊断的其他职业性皮肤病。

（3）职业性眼病。化学性眼部灼伤；电光性眼炎；白内障（含放射性白内障、三硝基甲苯白内障）。

（4）职业性耳鼻喉口腔疾病。噪声聋；铬鼻病；牙酸蚀病；爆震聋。

（5）职业性化学中毒。铅及其化合物中毒（不包括四乙基铅）；汞及其化合物中毒；锰及其化合物中毒；镉及其化合物中毒；铍病；铊及其化合物中毒；钡及其化合物中毒；钒及其化合物中毒；磷及其化合物中毒；砷及其化合物中毒；铀及其化合物中毒；砷化氢中毒；氯气中毒；二氧化硫中毒；光气中毒；氨中毒；偏二甲基肼中毒；氮氧化合物中毒；一氧化碳中毒；二硫化碳中毒；硫化氢中毒；磷化氢、磷化锌、磷化铝中毒；氟及其无机化合物中毒；氰及腈类化合物中毒；四乙基铅中毒；有机锡中毒；羰基镍中毒；苯中毒；甲苯中毒；二甲苯中毒；正己烷中毒；汽油中毒；一甲胺中毒；有机氟聚合物单体及其热裂解物中毒；二氯乙烷中毒；四氯化碳中毒；氯乙烯中毒；三氯乙烯中毒；氯丙烯中毒；氯丁二烯中毒；苯的氨基及硝基化合物（不包括三硝基甲苯）中毒；三硝基甲苯中毒；甲醇中毒；酚中毒；五氯酚（钠）中毒；甲醛中毒；硫酸二甲酯中毒；丙烯酰胺中毒；二甲基甲酰胺中毒；有机磷中毒；氨基甲酸酯类中毒；杀虫脒中毒；溴甲烷中毒；拟除虫菊酯类中毒；铟及其化合物中毒；溴丙烷中毒；碘甲烷中毒；氯乙酸中毒；环氧乙烷中毒；上述条目未提及的与职业有害因素接触之间存在直接因果联系的其他化学中毒。

（6）物理因素所致职业病。中暑；减压病；高原病；航空病；手臂振动病；激光所致眼（角膜、晶状体、视网膜）损伤；冻伤。

（7）职业性放射性疾病。外照射急性放射病；外照射亚急性放射病；外照射慢性放射病；内照射放射病；放射性皮肤疾病；放射性肿瘤（含矿工高氡暴露所致肺癌）；放射性骨损伤；放射性甲状腺疾病；放射性性腺疾病；放射复合伤；根据《职业性放射性疾病诊断标准（总则）》可以诊断的其他放射性损伤。

（8）职业性传染病。炭疽；森林脑炎；布鲁氏菌病；艾滋病（限于医疗卫生人员及人民警察）；莱姆病。

（9）职业性肿瘤。石棉所致肺癌、间皮瘤；联苯胺所致膀胱癌；苯所致白血病；氯甲醚、双氯甲醚所致肺癌；砷及其化合物所致肺癌、皮肤癌；氯乙烯所致肝血管肉瘤；焦炉逸散物所致肺癌；六价铬化合物所致肺癌；毛沸石所致肺癌、胸膜间皮瘤；煤焦油、煤焦油沥青、石油沥青所致皮肤癌；β—萘胺所致膀胱癌。

（10）其他职业病。金属烟热；滑囊炎（限于井下工人）；股静脉血栓综合征、股动脉闭塞症或淋巴管闭塞症（限于刮研作业人员）。

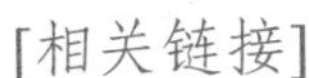

[相关链接]

根据经济发展和科技进步，国家针对各种新材料、新工艺、新技术的不断出现，以及产生的职业危害因素种类的变化，及时修订法定职业病目录。

7. 职业病的防治原则是什么？

根据我国职业病防治法的规定，职业病防治工作坚持预防为主、防治结合的方针，实行分类管理、综合治理。劳动者依法享有职业卫生保护的权利。用人单位应当为劳动者创造符合国家职业卫生标准和卫生要求的工作环境和条件，并采取措施保障劳动者获得职业卫生保护。

用人单位应当建立、健全职业病防治责任制，加强对职业病防治的管理，提高职业病防治水平，对本单位产生的职业病危害承担责任。

预防职业病危害应遵循以下三级预防原则：

（1）一级预防。从根本上使劳动者不接触职业病危害因素，如改变工艺，改进生产过程，确定容许接触量或接触水平，使生产过程达到安全标准，对人群中的易感者根据职业禁忌证避免有关人员进入职业禁忌岗位。

（2）二级预防。在一级预防达不到要求、职业病危害因素已开始损伤劳动者的健康时，应及时发现，采取补救措施，主要工作是进行职业危害及健康的早期检测与及时处理，防止其进一步发展。

（3）三级预防。对已患职业病者，做出正确诊断，及时处理，包括及时脱离接触进行治疗、防止恶化和并发症，使其恢复健康。

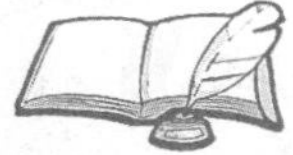

[法律提示]

我国目前已颁布的与职业卫生相关的法律、法规与规章、标准主要有：

（1）基本法规类。主要有《中华人民共和国宪法》《中华人民共和国刑法》《中华人民共和国矿山安全法》《中华人民共和国消防法》《中华人民共和国劳动法》《中华人民共和国职业病防治法》《中华人民共和国尘肺病防治条例》《使用有毒物品作业场所劳动保护条例》等。这些法律法规中都有关于劳动安全卫生方面的若干规定，特别是后四种法规更有对职业卫生方面的详细规定。

（2）职业卫生规章。主要有《职业卫生技术服务机构监督管理暂行办法》《职业病危害因素分类目录》《建设项目职业病危害评价规范》《职业性接触毒物危害程度分级》《国家职业卫生标准管理办法》《职业健康监护管理办法》《职业病诊断与鉴定管理办法》《职业病危害项目申报管理办法》《职业病危害事故调查处理办法》《建设项目职业病危害分类管理办法》《国务院关于加强防尘防毒工作的决定》《企业职工伤亡事故报告和处理规定》《职业病报告办法》等。这些由部委颁发的规章分别对职业卫生的管理、评价及职业病的有关处理等方面进行了比较详细的规定。

（3）各种职业卫生技术规范。如《工业企业建设项目卫生预评价规范》《工业企业设计卫生标准》《工业企业噪声卫生标准》等。

（4）职业卫生地方法规。如《江苏省职业病防治条例》《北京市职业病防治卫生监督条例》《福建省职业病防治条例》《广东省劳动安全卫生条例》《上海市职业病防治条例》《天津市职业病防治条例》等。

与《中华人民共和国职业病防治法》相配套的规章有：《国家职业卫生标准管理办法》《职业病危害项目申报管理办法》《建设项目职业病危害分类管理办法》《职业健康监护管理办法》《职业病诊断与鉴定管理办法》《职业病危害事故调查处理办法》。

8. 什么是职业危害的评价?

《中华人民共和国职业病防治法》第十七条规定：“新

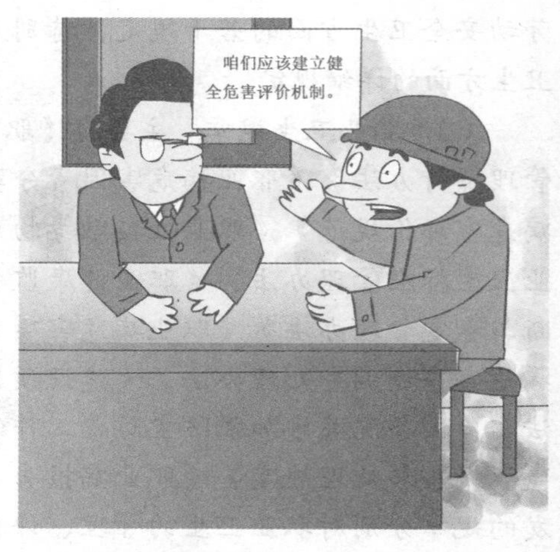

建、扩建、改建建设项目和技术改造、技术引进项目（以下统称建设项目）可能产生职业病危害的，建设单位在可行性论证阶段应当向安全生产监督管理部门提交职业病危害预评价报告。安全生产监督管理部门应当自收到职业病危害预评价报告之日起三十日内，做出审核决定并书面通知建设单位。未提交预评价报告或者预评价报告未经安全生产监督管理部门审核同意的，有关部门不得批准该建设项目。职业病危害预评价报告应当对建设项目可能产生的职业病危害因素及其对工作场所和劳动者健康的影响做出评价，确定危害类别和职业病防护措施。建设项目职业病危害分类管理办法由国务院安全生产监督管理部门制定。”

第十八条规定：“建设项目的职业病防护设施所需费用应当纳入建设项目工程预算，并与主体工程同时设计，同时施工，同时投入生产和使用。职业病危害严重的建设项目的防护设施设计，应当经安全生产监督管理部门审查，符合国家职业卫生标准和卫生要求的，方可施工。建设项目在竣工验收前，建设单位应当进行职业病危害控制效果评价。建设项目竣工验收时，其职业病防护设施经安全生产监督管理部门验收合格后，方可投入正式生产和使用。”

在进行建设项目职业病危害评价时，开展的职业卫生调查包括针对建设项目职业病危害预评价的类比现场调查。建设项目的基础资料应由建设单位提供，主要有：建设单位职业卫生基本情况、职业卫生技术服务委托书、建设项目可行性研究报告、建设项目试运行资料、建设单位职业卫生档案、建设单位健康监护档案等。

职业危害的评价就是判断职业危害的程度，主要包括接触评价和危害评价两个方面。

接触评价主要是通过弄清工人目前工作中接触的危害因素强度、接触频率以及接触时间，并与相关职业卫生标准进行比较，以此判断职业危害程度。

危害评价主要是解决对工人的健康现在影响如何，不久的将来影响如何，在他们人生的工作期间影响如何，以及对后代影响如何等问题。

开展职业危害的评价工作，需要从采样方式和技术、环境测定（包括仪器使用）、气溶胶科学、分析技术、统计学以及各种环境物质作用于人类健康的类型和方式（如侵入途径、急性或蓄积作用等）、劳动生理学和生物学监测等多方面入手，需要多方面不同程度的知识和综合分析能力，是一项专业性很强的工作。

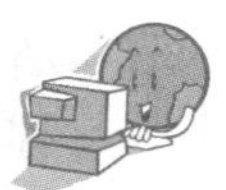

[相关链接]

职业危害因素识别的常用方法包括：

（1）经验法。根据以往的工作经验和原有的资料积累识别出作业环境中的有害因素。

（2）类比法。参考同类工艺、同类生产设备等条件相同或相近的企业存在的有害因素来识别自身工作场所的有害因素。

（3）工艺过程等综合分析法。通过对整个工艺过程和操作条件，以及工艺过程中使用的原材料，产生的中间产品、最终产品、副产品等物质的性质进行认真分析，找出整个工艺过程中产生的有害因素。

9. 职业危害控制方法有哪些？

无论是对职业危害因素的识别还是评价，两者本身都不能防止职业危害的产生及其对健康的影响，只有控制好工作环境中的职业危害因素，才能防止职业危害的发生及其对健康的影响。职业危害控制是职业卫生工作的根本目的。

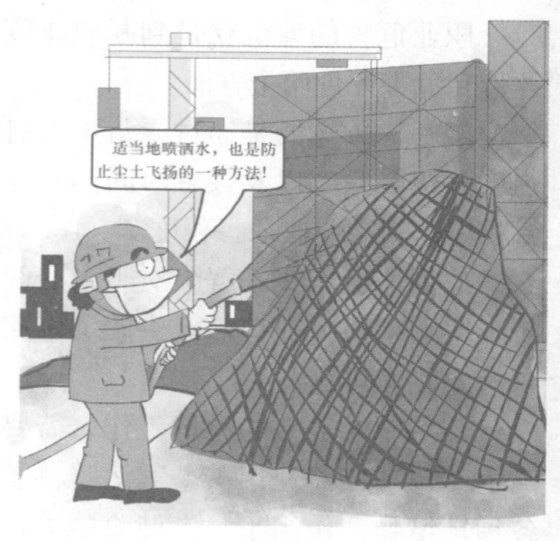

对职业危害的控制，一般包括三个方面：

（1）工程措施。通过采取工程技术的手段，消除或减少污染物质的使用，降低职业危害因素强度。

（2）管理措施。如通过改变工人在接触有害因素的场所工作的时间、工作方式等手段，降低工人接触职业危害因素程度。

（3）个体防护措施。在作业环境中的职业危害因素暂时无法达到职业卫生标准的情况下，通过提供适当的个体防护用品，降低工人接触职业危害因素强度。

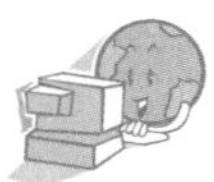

[相关链接]

职业禁忌，是指从业人员从事特定职业或者接触特定职业危害因素时，比一般职业人群更易于遭受职业危害损伤和罹患职业病，或者可能导致原有自身疾病的病情加重，或者在从事作业过程中诱发可能导致对他人生命健康构成危险的疾病的个人特殊生理或者病理状态。

[知识学习]

在考虑使用个体防护用具之前，必须首先仔细考虑其他可能的控制措施，因为在常规的接触控制中的个体防护是最令人不舒适的一种方式，尤其是对气体污染物的防护。

10. 从业人员有哪些职业健康权利?

根据我国职业病防治法，劳动者享有下列职业卫生保护权利：

（1）获得职业卫生教育；

（2）获得职业健康检查、职业病诊疗、康复等职业病防治服务；

（3）了解工作场所产生或者可以产生的职业病危害因素、危害后果和应当采取的职业病防护措施；

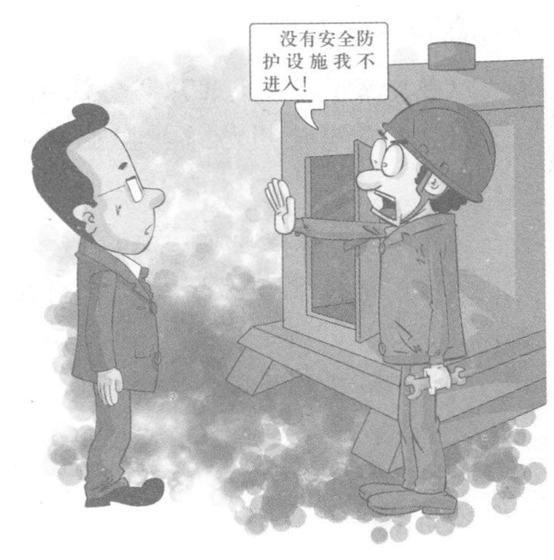

（4）要求用人单位提供符合防治职业病要求的职业病防护设施和个人使用的职业病防护用品，改善工作条件；

（5）对违反职业病防治法律、法规以及危及生命健康的行为提出批评、检举和控告；

（6）拒绝违章指挥和强令进行没有职业病防护措施的作业；

（7）参与用人单位职业卫生工作的民主管理，对职业病防治工作提出意见和建议。

用人单位应当保障劳动者行使前款所列权利。因劳动者依法行使正当权利而降低其工资、福利等待遇或者解除、终止与其订立的劳动合同的，其行为无效。

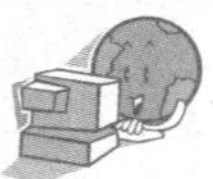

[相关链接]

为了保护自身健康，劳动者在职业病防治中应当履行以下义务：

（1）认真接受用人单位的职业卫生培训，努力学习和掌握必要的职业卫生知识；

（2）遵守职业卫生法律、法规、制度和操作规程；

（3）正确使用与维护职业病危害防护设备及个人防护用品；

（4）及时报告事故隐患；

（5）积极配合上岗前、在岗期间和离岗时的职业健康检查；

（6）如实提供职业病诊断、鉴定所需的有关资料等。

职业健康监督与管理

11. 《中华人民共和国职业病防治法》的基本内容有哪些?

最新修订的《中华人民共和国职业病防治法》（以下简称《职业病防治法》）共7章90条，主要包括：第一章总则、第二章前期预防、第三章劳动过程中的防护与管理、第四章职业病诊断与职业病病人保障、第五章监督检查、第六章法律责任和第七章附则。以下为相关部分的重要内容：

老板真不错，
还为我们体检
……
这可是法
律赋予我们
的权利啊。
体检表

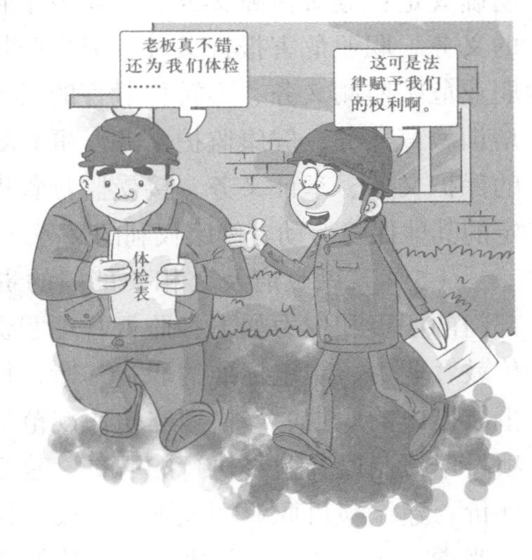

（1）关于劳动者应当享受的权利。《职业病防治法》规定的劳动者应当享受的权利有：接受职业卫生教育、培训的权利；获得职业健康检查、职业病诊疗、康复等职业病防治服务的权利；了解工作场所产生或者可能产生的职业病危害因素、危害后果和应当采取的职业病防护措施的权利；要求用人单位提供符合防治职业病要求的职业病防护设施和防止职业病的防护用品，改善工作条件的权利；对违反职业病防治法律、法规

以及危害生命健康的行为提出批评、检举和控告的权利；拒绝违章指挥和强令没有防护措施进行作业的权利；参与用人单位职业卫生工作的民主管理，对职业病防治工作提出意见和建议的权利。

（2）用人单位的义务。劳动者应当享受的合法权利，也是用人单位应当履行的法定义务。《职业病防治法》对此做出了明确规定：健康保障义务、职业卫生管理义务、参加工伤保险的义务、职业危害报告义务、卫生防护义务、减少危害义务、职业危害监测义务、不转移危害的义务、职业危害告知义务、培训教育义务、健康监护义务、事故处理义务、对特殊劳动者的保护义务、举证义务、接受监督管理的义务、法律、法规规定的其他保障劳动者健康权利的义务。

（3）人民政府及其相关部门的责任。人民政府及其相关部门的职责和权力如下：监督管理职责、制定规划的职责、宣传教育职责、制定标准的职责、监督检查职责、采取临时控制事故措施的职责、严格遵守执法规范的职责、建立职业病危害项目申报制度并监督执行的职责、建立建设单位职业病危害预评价、建设项目职业病危害防护设施设计审查和竣工验收制度的职责、对职业卫生技术服务机构资质认证的职责、对从事放射、高毒等作业实行特殊管理的职责、建立发现职业病病人或者疑似职业病病人的报告和处理制度的职责、组织职业病诊断鉴定的职责。

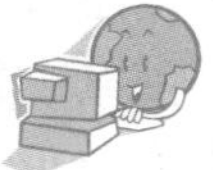

[相关链接]

新的《职业病防治法》对执法主体及相关职责、政府与用人单位的责任等做出了调整，具有以下特点：

（1）执法主体的调整。执法主体由原来的县级以上地方人民政府卫生行政部门调整为：县级以上地方人民政府安全生产监督管理部门、卫生行政部门、劳动保障行政部门，统称职业卫生监督管理部门，依据各自职责，负责本行政区域内职业病防治的监督管理工作。明确职责如下：

1）安全生产监督管理部门。承担对用人单位工作场所监管以及违反法律、法规的单位及个人作出行政处罚；职业病危害项目申报；建设项目职业病危害分类管理办法的制定，以及对建设项目职业病危害预评价审查、职业病防护措施设计审核、组织建设项目职业病防护设施竣工验收；对职业卫生技术服务机构以及建设项目职业病危害预评价、职业病危害控制效果评价的资质认可；对职业卫生技术服务机构进行日常监管；组织并会同相关部门对职业病危害事故进行调查处理；监督用人单位为劳动者申请职业病诊断、鉴定所需的职业史、职业病危害接触史、工作场所职业病危害因素检测结果等相关资料；对劳动者在申请职业病诊断、鉴定中对职业史、职业病的危害接触史及劳资关系等有异议时进行判定。

2）卫生行政部门。承担制定职业病的分类目录、职业卫生及职业病诊断标准，开展重点职业病监测专项调查和职业健康风险评估；对本行政区域职业病情况进行统计、调查分析以及职业病统计报告调查工作；职业健康检查机构及职业病诊断机构的认定；职业病危害事故的医疗救治；组织职业病诊断鉴定；对用人单位及医疗机构未按规定报告职业病、疑似职业病以及承担职业健康检查、职业病诊断鉴定机构的违法行为进行处罚；对医疗机构放射性职业病危害控制进行监督管理。

3）劳动保障行政部门。承担对用人单位与劳动者劳资关系、工种、工作岗位的仲裁；会同卫生行政部门制定职业病伤残等级鉴定办法。

（2）强化了县级以上人民政府对职业病防治工作的职责。规定了县级以上地方人民政府统一负责、领导、组织、协调本行政区域的职业病防治工作，建立健全职业病防治工作体制，统一领导、指挥职业卫生突发事件应对工作，加强职业病防治能力建设和服务体系建设，完善、落实职业病防治工作责任制。

（3）进一步明确了工会对职业病防治监管的职能。规定工会组织依法对职业病防治工作进行监督，维护劳动者的合法权益。用人单位制定或者修改有关职业病防治规章制度，应当听取工会组织的意见。工会组织有权依法代表劳动者与用人单位签订劳动安全卫生专项集体合同。

（4）强化了用人单位履行职业病防治法的职责。规定用人单位的主要负责人对本单位的职业病防治工作全面负责。建立完善用人单位负责、行政机关监管、行业自律、职工参与和社会监督的机制。

（5）进一步方便了劳动者申请职业病诊断与鉴定。明确了劳动者可在用人单位所在地、本人户籍所在地或者经常居住地，向依法承担职业病诊断的机构申请进行职业病诊断；在职业病诊断、鉴定过程中，用人单位不提供工作场所职业病危害因素检测结果等相关资料的，诊断鉴定机构也可结合劳动者的临床表现、辅助检查结果和劳动者的职业史、职业病危害接触史，并参考劳动者的自述及安监部门提供的日常监督检查等信息做出职业病诊断鉴定结论；职业病诊断、鉴定机构需要了解工作场所职业病危害因素情况时，可以对工作场所进行现场调查，也可以向安全生产监督管理部门提出，安全生产监督管理部门应当在10日内组织现场调查，用人单位不得拒绝、阻挠。劳动者对用人单位提供的工作场所职业病危害因素检测结果等资料有异议或因用人单位解散、破产无法提供相关资料的，诊断鉴定机构可提请安全生产监督管理部门进行调查，安全生产监督管理部门自接到申请之日起30日内应对存在异议的资料或作业场所危害因素情况做出判定，有关部门应予配合；职业病诊断鉴定过程中，在确认劳动者职业史、工种、工作岗位或在岗时间有争议的，可以向当地劳动人事争议仲裁机构申请仲裁，劳动人事争议仲裁委员会应当于受理之日起30日内做出裁决，劳动者对仲裁不服的，还可依法向人民法院提起诉讼。

（6）被诊断为职业病患者，其医疗及生活更有保障。劳动者被诊断患有职业病，但用人单位没有参加工伤保险的，其医疗和生活保障由该用人单位承担。用人单位已经不存在或无法确认劳动关系的职业病病人，可以向地方人民政府民政部门申请医疗救治和生活等方面的救助。

（7）建设项目职业病危害预评价及职业病危害严重项目职业病防护设施设计将得到相关部门的严格把关。《职业病防治法》明确了该项目除安全生产监督部门负责监管、审批外，同时还规定了对未开展职业病危害预评价的建设项目给予批准，以及对未经职业病防护设施设计审查发放施工许可的有关部门直接负责的主管人员和其他直接责任人员，将由监察机关或上级机关依法给予记过直至开除的处分。这样就促使相关企业能认真履行职责，对存在职业病危害的新建、改建、扩建项目按要求开展职业病危害预评价，属职业病危害严重的建设项目，能进行职业病防护设施设计审查。

（8）加大了对用人单位某些违法行为的处罚力度。对未成立职业病防治机构，未建立相关职业卫生制度，未公布有关职业卫生规章制度、操作规程及职业病危害事故应急救援措施的，检测结果未予公布，未组织劳动者进行职业卫生培训，以

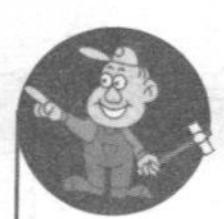

及未按规定报送首次使用化学材料的毒性鉴定资料的，从原来处2万元以下罚款提高到10万元以下的罚款；对未申报职业病危害项目，无专人负责职业病危害因素日常检测以致不能正常开展检测工作，签订或变更劳动合同未告知职业病危害真实情况，未按规定组织劳动者进行职业健康检查，未建立健康档案或未将体检结果告知劳动者的，从原来处2万元以上5万元以下罚款提高到5万元以上10万元以下的罚款；对用人单位违反本法规定已经对劳动者生命健康造成严重损害的，从原来处10万元以上30万元以下的罚款改为10万元以上50万元以下的罚款。

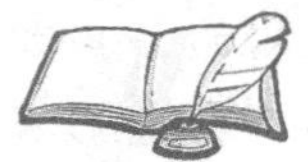

[法律提示]

2001年10月27日，第九届全国人民代表大会常务委员会第二十四次会议通过了《中华人民共和国职业病防治法》（2001年10月27日中华人民共和国主席令第60号公布），自2002年5月1日起施行。2011年12月31日，《全国人民代表大会常务委员会关于修改〈中华人民共和国职业病防治法〉的决定》已由中华人民共和国第十一届全国人民代表大会常务委员会第二十四次会议通过，中华人民共和国主席令第52号予以公布，自公布之日起施行。该法是全面预防、控制和消除职业病危害，防治职业病，保护劳动者健康及其相关权益的一部综合性大法。

12. 我国职业健康监督管理职责是如何划分的?

我国职业健康监督管理职责由卫生部门和安全生产监督管理部门共同承担，各部门有明确的分工，并建立了协调工作机制：

（1）卫生部门制定或发布涉及作业场所的法规应与安全生

产监督管理部门共同研究、协商。

（2）两个部门每年召开一次以上协调会，通报有关情况，协调有关工作。卫生部门就职业健康监护监督检查向安全生产监督管理部门通报，安全生产监督管理部门要将作业场所职业危害申报情况、

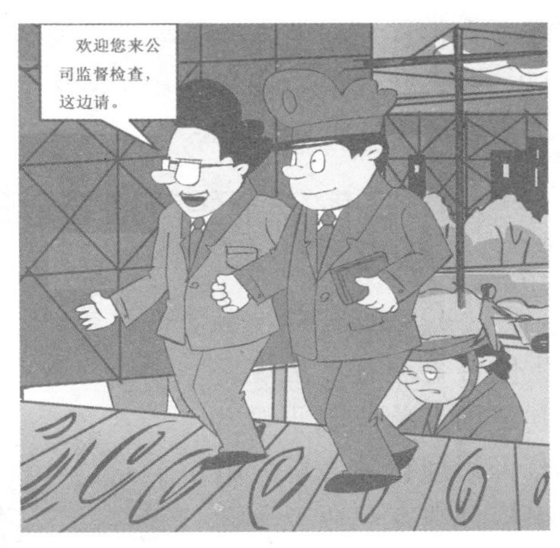

职业卫生安全许可证发放情况及监督检查中发现的重要问题及时向卫生部门通报。

（3）卫生部门认定的职业卫生技术服务机构承担作业场所的检测、出证和评价等技术工作时，应及时向当地安全生产监督管理部门通报，安全生产监督管理部门如发现违法行为，应及时通报卫生部门予以查处。

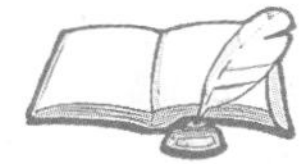

[法律提示]

根据第十届全国人民代表大会第一次会议批准的国务院机构改革方案和《国务院关于机构设置的通知》（国发〔2003〕8号），2003年10月23日，中央机构编制委员会办公室下发了《关于国家安全生产监督管理局（国家煤矿安全监察局）主要职责内设机构和人员编制调整意见的通知》（中央编办发〔2003〕15号），该通知对职业卫生监督管理的管理职能进行了调整：国家安全生产监督管理局负责作业场所职业卫生的监督检查工作，组织查处职业危害事故和有关违法行为；卫生

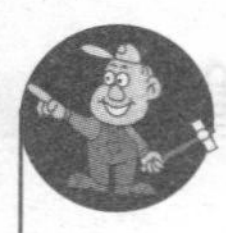

部负责拟订职业卫生法律法规、标准，规范职业病的预防、保健、检查和救治，负责职业卫生技术服务机构资质认定和职业卫生评价及化学品毒性鉴定工作。

13. 国家安全生产监督管理总局的职业健康监督管理职责是什么？

（1）起草职业卫生监督管理有关法规，制定用人单位职业卫生监督管理相关规章，组织拟订国家职业卫生标准中的用人单位职业危害因素工程控制、职业防护设施、个体职业防护等相关标准。

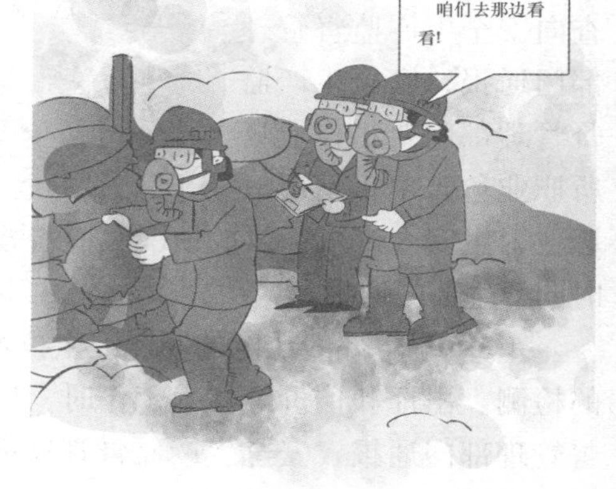

（2）负责用人单位职业卫生监督检查工作，依法监督用人单位贯彻执行国家有关职业病防治法律、法规和标准的情况；组织查处职业危害事故和违法违规行为。

（3）负责新建、改建、扩建工程项目和技术改造、技术引进项目的职业卫生“三同时”审查及监督检查；负责监督管理用人单位职业危害项目申报工作。

（4）负责依法管理职业卫生安全许可证的颁发工作；负责职业卫生检测、评价技术服务机构的资质认定和监督管理工作；组织指导并监督检查有关职业卫生培训工作。

（5）负责监督检查和督促用人单位依法建立职业危害因素检测、评价，以及劳动者职业健康监护、相关职业卫生检查等管理制度；监督检查和督促用人单位提供劳动者健康损害与职业史、职业危害接触关系等相关证明材料。

（6）负责汇总、分析职业危害因素检测、评价及劳动者职业健康监护等信息，向相关部门和机构提供职业卫生监督检查情况。

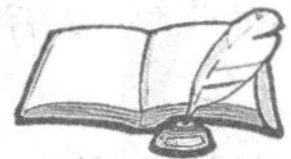

[法律提示]

2010年10月8日，中央机构编制委员会办公室下发了《关于职业卫生监管部门职责分工的通知》（中央编办发〔2010〕104号），对职业卫生监督管理的职责进行了明确的划分。

14. 国家卫生和计划生育委员会的职业健康管理职责是什么？

（1）负责会同国家安全生产监督管理总局、人力资源和社会保障部等有关部门拟订职业病防治法律法规、职业病防治规划，组织制定发布国家职业卫生标准。

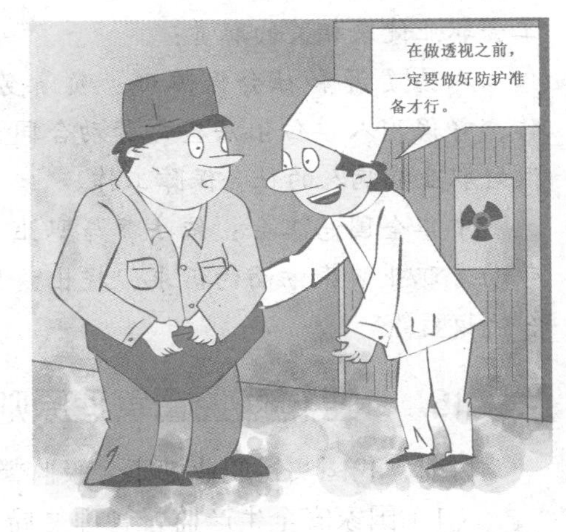

（2）负责监督管理职业病诊断与鉴定工作。

（3）组织开展重点职业病监测和专项调查，开展职业健康风险评估，研究提出职业病防治对策。

（4）负责化学品毒性鉴定、个人剂量监测、放射防护器材和含放射性产品检测等技术服务机构资质认定和监督管理；审批承担职业健康检查、职业病诊断的医疗卫生机构并进行监督管理，规范职业病的检查和救治；会同相关部门加强职业病防治机构建设。

（5）负责医疗机构放射性危害控制的监督管理。

（6）负责职业病报告的管理和发布，组织开展职业病防治科学研究。

（7）组织开展职业病防治法律、法规和防治知识的宣传教育，开展职业人群健康促进工作。

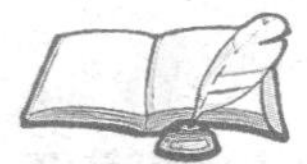

[法律提示]

《关于职业卫生监管部门职责分工的通知》（中央编办发〔2010〕104号）还明确了人力资源和社会保障部与中华全国总工会职业健康相关的职责：

人力资源和社会保障部：负责劳动合同实施情况监管工作，督促用人单位依法签订劳动合同；依据职业病诊断结果，做好职业病病人的社会保障工作。

中华全国总工会：依法参与职业危害事故调查处理，反映劳动者职业健康方面的诉求，提出意见和建议，维护劳动者的合法权益。

15. 职业健康监督管理原则是什么？

目前，我国实行职业健康分级监督管理：

（1）国家安全生产监督管理总局负责全国生产经营单位作业场所职业危害防治的监督管理工作。

（2）县级以上人民政府安全生产监督管理部门负责本行政区域内生产经营单位作业场所职业危害防治的监督管理工作。

安全生产
我们的生产都是严格按照安全生产规范进行的!

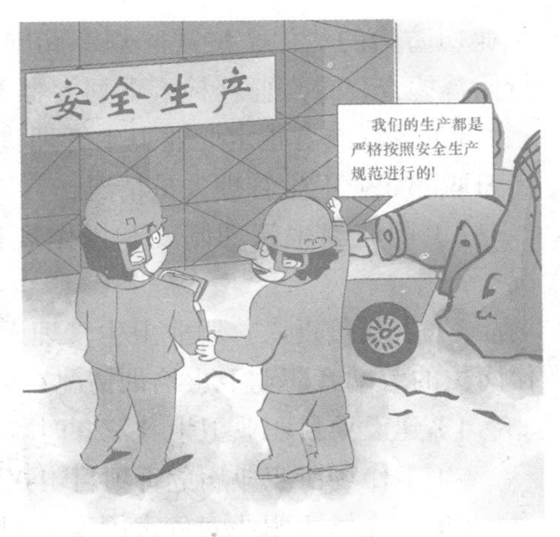

（3）县级以上人民政府安全生产监督管理部门应当设置职业健康安全监督管理机构，配备监管执法人员，依照职业危害防治法律、法规、规章和国家标准及行业标准的要求，对生产经营单位作业场所职业危害防治工作进行监督检查。

（4）为职业病防治提供技术服务的职业卫生技术服务机构，应当依照《职业卫生技术服务机构监督管理暂行办法》和有关标准、规范、执业准则的要求，为用人单位提供技术服务。

（5）任何单位和个人均有权向安全生产监督管理部门举报用人单位违反规定的行为和职业病危害事故。

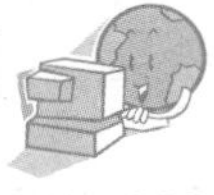

[相关链接]

2005年4月2日，国家安全生产监督管理总局印发了《国家安全生产监督管理总局内设机构主要职责处室设置和人员编制规定的通知》，对职业健康安全监督管理职能做了进一步细化和明确，为自上而下地建立起一支职业健康监督管理执法队伍打下了坚实的基础。

16. 职业健康监督管理部门的职责有哪些?

（1）安全生产监督管理部门应当依法对用人单位执行有关

职业病防治的法律、法规、规章和国家职业卫生标准的情况进行监督检查，重点监督检查下列内容：

1）设置或者指定职业卫生管理机构或者组织，配备专职或者兼职的职业卫生管理人员情况；

2）职业卫生管理制度和操作规程的建立、落实及公布情况；

3）主要负责人、职业卫生管理人员和职业病危害严重的工作岗位的劳动者职业卫生培训情况；

4）建设项目职业卫生“三同时”制度落实情况；

5）工作场所职业病危害项目申报情况；

6）工作场所职业病危害因素监测、检测、评价及结果报告和公布情况；

7）职业病防护设施、应急救援设施的配置、维护、保养情况，以及职业病防护用品的发放、管理及劳动者佩戴使用情况；

8）职业病危害因素及危害后果警示、告知情况；

9）劳动者职业健康监护、放射工作人员个人剂量监测情况；

10）职业病危害事故报告情况；

11）提供劳动者健康损害与职业史、职业病危害接触关系等相关资料的情况；

12）依法应当监督检查的其他情况。

（2）安全生产监督管理部门应当建立健全职业卫生监督检查制度，加强行政执法人员职业卫生知识的培训，提高行政执法人员的业务素质。

（3）安全生产监督管理部门应当加强建设项目职业卫生“三同时”的监督管理，建立健全相关资料的档案管理制度。

（4）安全生产监督管理部门应当加强职业卫生技术服务机构的资质认可管理和技术服务工作的监督检查，督促职业卫生技术服务机构公平、公正、客观、科学地开展职业卫生技术服务。

（5）安全生产监督管理部门应当建立健全职业病危害防治信息统计分析制度，加强对用人单位职业病危害因素检测、评价结果、劳动者职业健康监护信息以及职业卫生监督检查信息等资料的统计、汇总和分析。

（6）安全生产监督管理部门应当按照有关规定，支持、配合有关部门和机构开展职业病的诊断、鉴定工作。

（7）安全生产监督管理部门履行监督检查职责时，有权采取下列措施：

1）进入被检查单位及工作场所，进行职业病危害检测，了解情况，调查取证；

2）查阅、复制被检查单位有关职业病危害防治的文件、资料，采集有关样品；

3）责令违反职业病防治法律、法规的单位和个人停止违法行为；

4）责令暂停导致职业病危害事故的作业，封存造成职业病危害事故或者可能导致职业病危害事故发生的材料和设备；

5）组织控制职业病危害事故现场。

（8）在职业病危害事故或者危害状态得到有效控制后，安全生产监督管理部门应当及时解除所做的控制措施。

（9）发生职业病危害事故，安全生产监督管理部门应当依照国家有关规定报告事故和组织事故的调查处理。

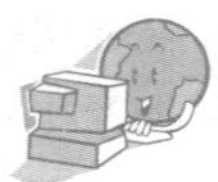

[相关链接]

职业健康监督管理人员在执行检查工作时有以下义务：

（1）安全生产监督管理部门行政执法人员依法履行监督检查职责时，应当出示有效的执法证件。

（2）行政执法人员应当忠于职守，秉公执法，严格遵守执法规范；对涉及被检查单位的技术秘密的，应当为其保密。

17. 用人单位职业卫生培训职责有哪些？

用人单位的主要负责人和职业卫生管理人员应当具备与本单位所从事的生产经营活动相适应的职业卫生知识和管理能力，并接受职业卫生培训。

用人单位主要负责人、职业卫生管理人员的职业卫生培训，应当包括下列主要内容：

（1）职业卫生相关法律、法规、规章和国家职业卫生标准；

（2）职业病危害预防和控制的基本知识；

（3）职业卫生管理相关知识；

（4）国家安全生产监督管理总局规定的其他内容。

用人单位应当对劳动者进行上岗前的职业卫生培训和在岗期间的定期职业卫生培训，普及职业卫生知识，督促劳动者遵守职业病防治的法律、法规、规章、国家职业卫生标准和操作规程。

用人单位应当对职业病危害严重的岗位的劳动者，进行专门的职业卫生培训，经培训合格后方可上岗作业。因变更工艺、技术、设备、材料，或者岗位调整导致劳动者接触的职业病危害因素发生变化的，用人单位应当重新对劳动者进行上岗前的职业卫生培训。

用人单位与劳动者订立劳动合同（含聘用合同）时，应当将工作过程中可能产生的职业病危害及其后果、职业病防护措施和待遇等如实告知劳动者，并在劳动合同中写明，不得隐瞒或者欺骗。

劳动者在履行劳动合同期间因工作岗位或者工作内容变更，从事与所订立劳动合同中未告知的存在职业病危害的作业时，用人单位应当依照前款规定，向劳动者履行如实告知的义务，并协商变更原劳动合同相关条款。

用人单位违反规定的，劳动者有权拒绝从事存在职业病危害的作业，用人单位不得因此解除与劳动者所订立的劳动合同。

对从事接触职业病危害因素作业的劳动者，用人单位应当按照《用人单位职业健康监护监督管理办法》《放射工作人员职业健康管理办法》《职业健康监护技术规范》（GBZ 188—2014）、《放射工作人员职业健康监护技术规范》（GBZ 235—2011）等有关规定组织上岗前、在岗期间、离岗时的职业健康检查，并将检查结果书面如实告知劳动者。

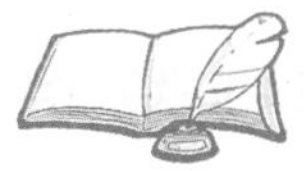

[法律提示]

《工作场所职业卫生监督管理规定》（国家安全生产监督

管理总局令第47号）第三十九条规定：安全生产监督管理部门应当依法对用人单位执行有关职业病防治的法律、法规、规章和国家职业卫生标准的情况进行监督检查，重点监督检查下列内容：设置或者指定职业卫生管理机构或者组织，配备专职或者兼职的职业卫生管理人员情况；职业卫生管理制度和操作规程的建立、落实及公布情况；主要负责人、职业卫生管理人员和职业病危害严重的工作岗位的劳动者职业卫生培训情况；建设项目职业卫生“三同时”制度落实情况；工作场所职业病危害项目申报情况；工作场所职业病危害因素监测、检测、评价及结果报告和公布情况；职业病防护设施、应急救援设施的配置、维护、保养情况，以及职业病防护用品的发放、管理及劳动者佩戴使用情况；职业病危害因素及危害后果警示、告知情况；劳动者职业健康监护、放射工作人员个人剂量监测情况；职业病危害事故报告情况；提供劳动者健康损害与职业史、职业病危害接触关系等相关资料的情况；依法应当监督检查的其他情况。

18. 职业健康监督检查有哪几种类型?

（1）日常监督检查。不定期地组织监督检查执法活动，包括对企业全面的职业危害防治情况进行检查或对某些职业危害严重的行业和单位职业卫生情况进行重点监督检查；定期对企业开展的职业健康监督检查。

（2）专项监督检查。专项监督检查是指针对专门或特殊的职业健康工作进行的监督检查，包括对职业卫生安全许可证颁发管理工作的监督检查；对使用有毒物品作业的用人单位职业卫生安全许可证条件保持情况的监督检查；对用人单位及其作业场所相关人员职业健康安全培训工作的监督检查；对建设项目职业卫生“三同时”（建设项目的职业危害防护设施应当与主体工程同时设计、同时施工、同时投入生产和使用）工作的监督检查；对用人单位职业健康安全防护用品使用情况的监督检查；对重点岗位职业危害及其防护情况的监督检查，等等。

您好，这边请！
监控室
这次重点监督检查的是你们单位的职业卫生情况。

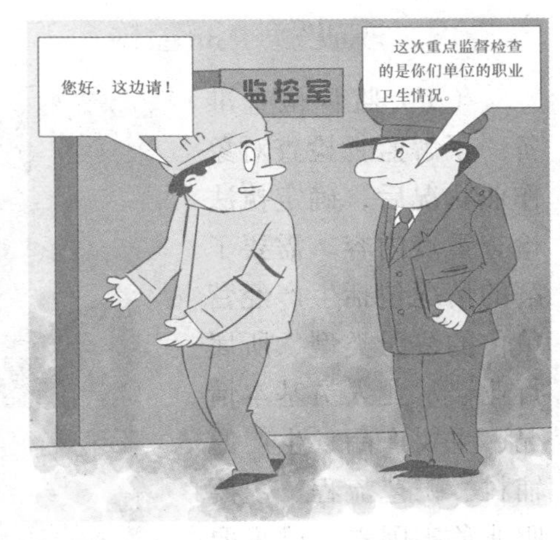

（3）举报监督检查。根据举报进行的监督检查活动。

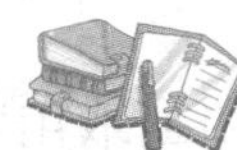

[知识学习]

产生职业病危害的用人单位的工作场所应当符合下列基本要求：

（1）生产布局合理，有害作业与无害作业分开；

（2）工作场所与生活场所分开，工作场所不得住人；

（3）有与职业病防治工作相适应的有效防护设施；

（4）职业病危害因素的强度或者浓度符合国家职业卫生标准；

（5）有配套的更衣间、洗浴间、孕妇休息间等卫生设施；

（6）设备、工具、用具等设施符合保护劳动者生理、心理健康的要求；

（7）法律、法规、规章和国家职业卫生标准的其他规定。

19. 职业健康监督检查的程序是什么？

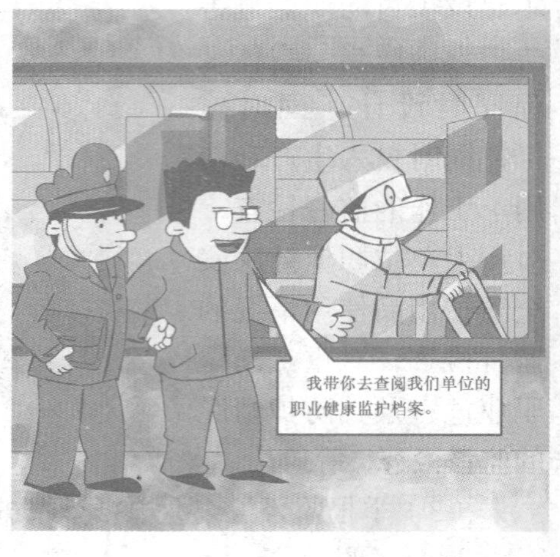

（1）监督检查准备。了解监督检查对象作业状况后，确定执法检查重点内容。需要了解的情况包括生产经营单位的注册类型、所属行业、从业人员基本情况、主要产品、生产原辅料、工艺流程、主要职业危害因素、已采取的职业危害防护措施等。

（2）监督检查用人单位守法情况。进入用人单位并听取用人单位对遵守国家职业健康安全法规、标准的情况和存在的问题及改进措施的汇报，查阅相关资料，掌握实际情况。

（3）调查作业现场。实地了解作业状况，包括生产工艺、技术装备、防护措施、原材料等方面存在的问题；同时，采访工人并听取职工意见和建议，尤其是在职业危害管理和改善劳动条件方面的问题和建议。

（4）提出意见或建议。向用人单位负责人或有关人员通报检查情况，提出整改意见和建议，指定完成期限。

（5）发出职业健康监督检查执法文书。对违法情节严重的，实施行政处罚。

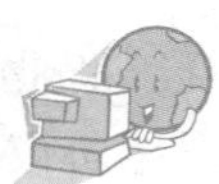

[相关链接]

职业健康监督检查执法文书，是指职业健康监督管理机构责成有关单位在规定的时间内，改进或纠正职业危害防治工作方面存在的问题的指令性书面通知书。一般包括两方面内容：一是有关单位在职业健康方面存在的问题；二是提出限期整改的要求。

20. 劳动者职业健康检查机构的法律责任有哪些?

职业健康检查是指医疗卫生机构按照国家有关规定，对从事接触职业病危害作业的劳动者进行的上岗前、在岗期间、离岗时的健康检查。

国家卫生和计划生育委员会负责全国范围内职业健康检查工作的监督管理。县级以上地方卫生计生行政部门负责本辖区职业健康检查工作的监督管理；结合职业病防治工作实际需要，充分利用现有资源，统一规划、合理布局；加强职业健康检查机构能力建设，并提供必要的保障条件。

按照劳动者接触的职业病危害因素，职业健康检查分为以下六类：

（1）接触粉尘类；

（2）接触化学因素类；

（3）接触物理因素类；

（4）接触生物因素类；

（5）接触放射因素类；

（6）其他类（特殊作业等）。

以上每类中包含不同的检查项目。职业健康检查机构应当根据批准的检查类别和项目，开展相应的职业健康检查。职业健康检查机构开展职业健康检查应当与用人单位签订委托协议书，由用人单位统一组织劳动者进行职业健康检查，也可以由劳动者持单位介绍信进行职业健康检查。

职业健康检查机构应当依据相关技术规范，结合用人单位提交的资料，明确用人单位应当检查的项目和周期。在职业健康检查中，用人单位应当如实提供以下职业健康检查所需的相关资料，并承担检查费用：

（1）用人单位的基本情况；

（2）工作场所职业病危害因素种类及其接触人员名册、岗位（或工种）、接触时间；

（3）工作场所职业病危害因素定期检测等相关资料。

职业健康检查的项目、周期按照《职业健康监护技术规范》（GBZ 188—2014）执行，放射工作人员职业健康检查按照《放射工作人员职业健康监护技术规范》（GBZ 235—2011）等规定执行。

职业健康检查机构可以在执业登记机关管辖区域内开展外出职业健康检查。外出职业健康检查进行医学影像学检查和实验室检测，必须保证检查质量并满足放射防护和生物安全的管理要求。

职业健康检查机构应当在职业健康检查结束之日起30个工作日内将职业健康检查结果，包括劳动者个人职业健康检查报告和用人单位职业健康检查总结报告，书面告知用人单位，用人单位应当将劳动者个人职业健康检查结果及职业健康检查机构的建议等情况书面告知劳动者。

职业健康检查机构发现疑似职业病病人时，应当告知劳动者本人并及时通知用人单位，同时向所在地卫生计生行政部门和安全生产监督管理部门报告。发现职业禁忌的，应当及时告知用人单位和劳动者。

职业健康检查机构要依托现有的信息平台，加强职业健康检查的统计报告工作，逐步实现信息的互联互通和共享。

职业健康检查机构应当建立职业健康检查档案。职业健康检查档案保存时间应当自劳动者最后一次职业健康检查结束之日起不少于15年。职业健康检查档案应当包括下列材料：

（1）职业健康检查委托协议书；

（2）用人单位提供的相关资料；

（3）出具的职业健康检查结果总结报告和告知材料；

（4）其他有关材料。

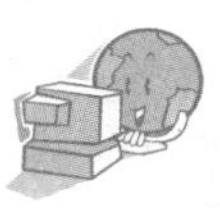

[相关链接]

医疗卫生机构开展职业健康检查，应当经省级卫生计生行政部门批准。省级卫生计生行政部门及时向社会公布批准的职业健康检查机构名单、地址、检查类别和项目等相关信息。

承担职业健康检查的医疗卫生机构应当具备以下条件：

（1）持有《医疗机构执业许可证》，涉及放射检查项目的还应当持有《放射诊疗许可证》。

（2）具有相应的职业健康检查场所、候检场所和检验室，建筑总面积不少于400 m^2，每个独立的检查室使用面积不少于6 m^2。

（3）具有与批准开展的职业健康检查类别和项目相适应的执业医师、护士等医疗卫生技术人员。

（4）至少具有1名取得职业病诊断资格的执业医师。

（5）具有与批准开展的职业健康检查类别和项目相适应的仪器、设备。开展外出职业健康检查，应当具有相应的职业健

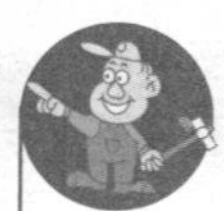

康检查仪器、设备、专用车辆等条件。

（6）建立职业健康检查质量管理制度。

符合以上条件的医疗卫生机构，由省级卫生计生行政部门颁发《职业健康检查机构资质批准证书》，并注明相应的职业健康检查类别和项目。

职业健康检查机构应当指定主检医师。主检医师应当具备以下条件：

（1）具有执业医师证书；

（2）具有中级以上专业技术职务任职资格；

（3）具有职业病诊断资格；

（4）从事职业健康检查相关工作三年以上，熟悉职业卫生和职业病诊断相关标准。

主检医师负责确定职业健康检查项目和周期，对职业健康检查过程进行质量控制，审核职业健康检查报告。

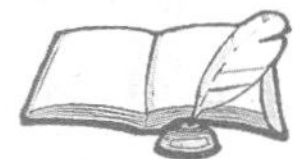

[法律提示]

为加强职业健康检查工作、规范职业健康检查机构管理、保护劳动者健康权益，2015年3月26日，国家卫生和计划生育委员会根据《中华人民共和国职业病防治法》公布了《职业健康检查管理办法》（国家卫生和计划生育委员会令第5号），自2015年5月1日起施行。

企业职业健康管理与责任

21. 存在职业危害的生产经营单位在职业健康管理机构和人员配备方面的要求是什么?

（1）职业病危害严重的用人单位，应当设置或者指定职业卫生管理机构或者组织，配备专职职业卫生管理人员。

其他存在职业病危害的用人单位，劳动者超过100人的，应当设置或者指定职业卫生管理机构或者组织，配备专职职业卫生管理人员；劳动者在100人以下的，应当配备专职或者兼职的职业卫生管理人员，负责本单位的职业病防治工作。

（2）生产经营单位的主要负责人和职业健康管理人员应当具备与本单位所从事的生产经营活动相适应的职业健康知识和管理能力，并接受安全生产监督管理部门组织的职业健康培训。

（3）生产经营单位应当对从业人员进行上岗前的职业健康培训和在岗期间的定期职业健康培训，普及职业健康知识，督促从业人员遵守职业危害防治的法律、法规、规章、国家标准、行业标准和操作规程。

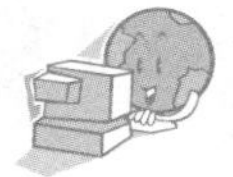

[相关链接]

生产经营单位是职业危害防治的责任主体。

生产经营单位的主要负责人对本单位作业场所的职业危害防治工作全面负责。

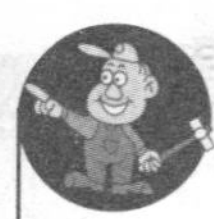

22. 存在职业病危害的生产经营单位应当建立、健全哪些防治制度和操作规程？

存在职业病危害的用人单位应当制订职业病危害防治计划和实施方案，建立、健全下列职业卫生管理制度和操作规程：

（1）职业病危害防治责任制度；

（2）职业病危害警示与告知制度；

（3）职业病危害项目申报制度；

（4）职业病防治宣传教育培训制度；

（5）职业病防护设施维护检修制度；

（6）职业病防护用品管理制度；

（7）职业病危害监测及评价管理制度；

（8）建设项目职业卫生“三同时”管理制度；

（9）劳动者职业健康监护及其档案管理制度；

（10）职业病危害事故处置与报告制度；

（11）职业病危害应急救援与管理制度；

（12）岗位职业卫生操作规程；

（13）法律、法规、规章规定的其他职业病防治制度。

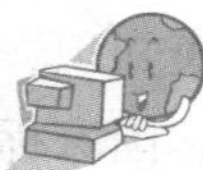

［相关链接］

产生职业病危害的用人单位，应当在醒目位置设置公告栏，公布有关职业病防治的规章制度、操作规程、职业病危害事故应急救援措施和工作场所职业病危害因素检测结果。

存在或者产生职业病危害的工作场所、作业岗位、设备、设施，应当按照《工作场所职业病危害警示标识》（GBZ 158—2003）的规定，在醒目位置设置图形、警示线、警示语句等警示标识和中文警示说明。警示说明应当载明产生职业病危害的种类、后果、预防和应急处置措施等内容。

存在或产生高毒物品的作业岗位，应当按照《高毒物品作业岗位职业病危害告知规范》（GBZ/T 203—2007）的规定，在醒目位置设置高毒物品告知卡，告知卡应当载明高毒物品的名称、理化特性、健康危害、防护措施及应急处理等告知内容与警示标识。

任何单位和个人均有权向安全生产监督管理部门举报生产经营单位违反规定的行为和职业危害事故。

23. 存在职业危害的生产经营单位作业场所应当符合哪些要求？

存在职业危害的生产经营单位的作业场所应当符合下列要求：

咱们的工厂生产布局非常合理，有害作业与无害作业要分开。

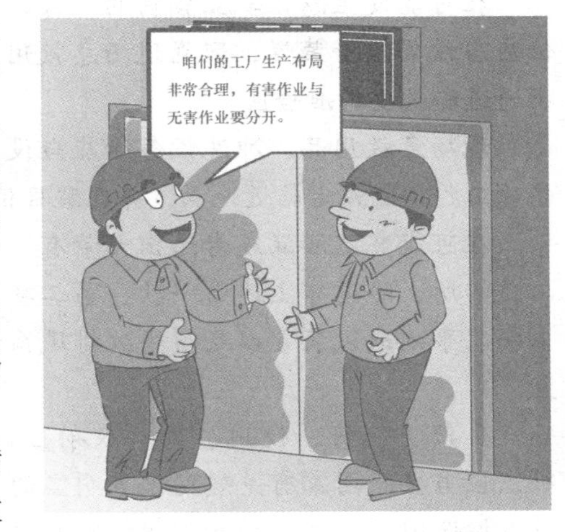

（1）生产布局合理，有害作业与无害作业分开；

（2）工作场所与生活场所分开，工作场所不得住人；

（3）有与职业病防治工作相适应的有效防护设施；

（4）职业病危害因素的强度或者浓度符合国家职业卫生标准；

（5）有配套的更衣间、洗浴间、孕妇休息间等卫生设施；

（6）设备、工具、用具等设施符合保护劳动者生理、心理

健康的要求；

（7）法律、法规、规章和国家职业卫生标准的其他规定。

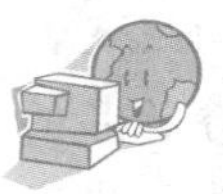

[相关链接]

用人单位应当为劳动者提供符合国家职业卫生标准的职业病防护用品，并督促、指导劳动者按照使用规则正确佩戴、使用，不得发放钱物替代发放职业病防护用品。

用人单位应当对职业病防护用品进行经常性的维护、保养，确保防护用品有效，不得使用不符合国家职业卫生标准或者已经失效的职业病防护用品。

在可能发生急性职业损伤的有毒、有害工作场所，用人单位应当设置报警装置，配置现场急救用品、冲洗设备、应急撤离通道和必要的泄险区。

现场急救用品、冲洗设备等应当设在可能发生急性职业损伤的工作场所或者临近地点，并在醒目位置设置清晰的标识。

在可能突然泄漏或者逸出大量有害物质的密闭或者半密闭工作场所，除遵守上述第一款、第二款规定外，用人单位还应当安装事故通风装置以及与事故排风系统相联锁的泄漏报警装置。

生产、销售、使用、贮存放射性同位素和射线装置的场所，应当按照国家有关规定设置明显的放射性标志，其入口处应当按照国家有关安全和防护标准的要求，设置安全和防护设施以及必要的防护安全联锁、报警装置或者工作信号。放射性装置的生产调试和使用场所，应当具有防止误操作、防止工作人员受到意外照射的安全措施。用人单位必须配备与辐射类型和辐射水平相适应的防护用品和监测仪器，包括个人剂量测量报警、固定式和便携式辐射监测、表面污染监测、流出物监测等设备，并保证可能接触放射线的工作人员佩戴个人剂量计。

存在职业危害的生产经营单位，应当按照有关规定及时、如实地将本单位的职业危害因素向安全生产监督管理部门申报，并接受安全生产监督管理部门的监督和检查。

24. 生产经营单位有哪些职业危害评价和“三同时”责任要求?

（1）新建、改建、扩建的工程建设项目和技术改造、技术引进项目（统称建设项目）可能产生职业危害的，建设单位应当按照有关规定，在可行性论证阶段委托具有相应资质的职业健康技术服务机构进行预评价。

（2）产生职业危害的建设项目应当在初步设计阶段编制职业危害防治专篇。职业危害防治专篇应当报送建设项目所在地安全生产监督管理部门备案。

（3）建设项目的职业危害防护设施应当与主体工程同时设计、同时施工、同时投入生产和使用（简称“三同时”）。职业危害防护设施所需费用应当纳入建设项目工程预算。

（4）建设项目在竣工验收前，建设单位应当按照有关规定委托具有相应资质的职业健康技术服务机构进行职业危害控制效果评价。建设项目竣工验收时，其职业危害防护设施依法经验收合格，取得职业危害防护设施验收批复文件后，方可投入生产和使用。

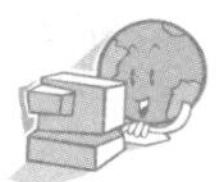

[相关链接]

用人单位应当对职业病防护设备、应急救援设施进行经常性的维护、检修和保养，定期检测其性能和效果，确保其处于正常状态，不得擅自拆除或者停止使用。存在职业病危害的用

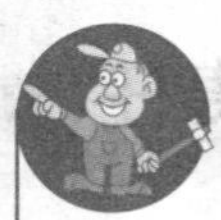

人单位，应当实施由专人负责的工作场所职业病危害因素日常监测，确保监测系统处于正常工作状态。

存在职业病危害的用人单位，应当委托具有相应资质的职业卫生技术服务机构，每年至少进行一次职业病危害因素检测。职业病危害严重的用人单位，除遵守上述规定外，应当委托具有相应资质的职业卫生技术服务机构，每三年至少进行一次职业病危害现状评价。

检测、评价结果应当存入本单位职业卫生档案，并向安全生产监督管理部门报告和向劳动者公布。存在职业病危害的用人单位，有下述情形之一的，应当及时委托具有相应资质的职业卫生技术服务机构进行职业病危害现状评价：

（1）初次申请职业卫生安全许可证，或者职业卫生安全许可证有效期届满申请换证的；

（2）发生职业病危害事故的；

（3）国家安全生产监督管理总局规定的其他情形。

用人单位应当落实职业病危害现状评价报告中提出的建议和措施，并将职业病危害现状评价结果及整改情况存入本单位职业卫生档案。用人单位在日常的职业病危害监测或者定期检测、现状评价过程中，发现工作场所职业病危害因素不符合国家职业卫生标准和卫生要求时，应当立即采取相应治理措施，确保其符合职业卫生环境和条件的要求；仍然达不到国家职业卫生标准和卫生要求的，必须停止存在职业病危害因素的作业；职业病危害因素经治理后，符合国家职业卫生标准和卫生要求的，方可重新作业。

向用人单位提供可能产生职业病危害的设备的，应当提供中文说明书，并在设备的醒目位置设置警示标识和中文警示说明。警示说明应当载明设备性能、可能产生的职业病危害、安全操作和维护注意事项、职业病防护措施等内容。用人单位不得使用不符合要求的设备。向用人单位提供可能产生职业病危害的化学品、放射性同位素和含有放射性物质的材料的，应当提供中文说明书。说明书应当载明产品特性、主要成分、存在的有害因素、可能产生的危害后果、安全使用注意事项、职业病防护和应急救治措施等内容。产品包装应当有醒目的警示标识和中文警示说明。贮存上述材料的场所应当在规定的部位设置危险物品标识或者放射性警示标识。

25. 生产经营单位为从业人员进行职业健康检查的责任有哪些?

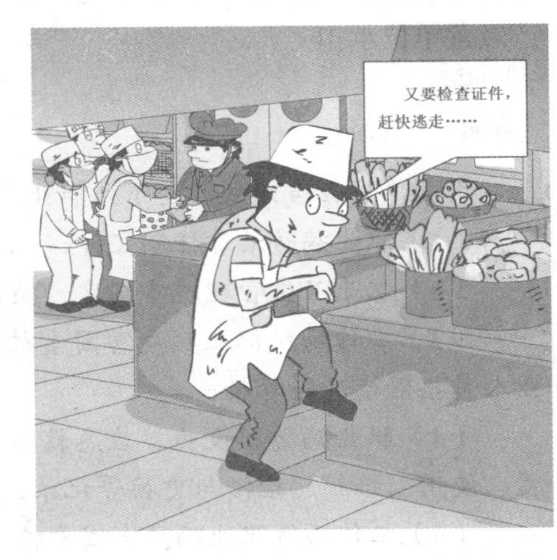

（1）生产经营单位不得安排未经上岗前职业健康检查的从业人员从事接触职业危害的作业；不得安排有职业禁忌的从业人员从事其所禁忌的作业；对在职业健康检查中发现有与所从事职业相关的健康损害的从业人员，应当调离原工作岗位，并妥善安置；对未进行离岗前职业健康检查的从业人员，不得解除或者终止与其订立的劳动合同。

（2）生产经营单位应当为从业人员建立职业健康监护档案，并按照规定的期限妥善保存。从业人员离开生产经营单位时，有权索取本人职业健康监护档案复印件，生产经营单位应

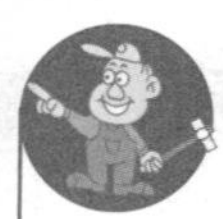

当如实、无偿提供，并在所提供的复印件上签章。

（3）生产经营单位不得安排未成年工从事接触职业危害的作业；不得安排孕期、哺乳期的女职工从事对本人和胎儿、婴儿有危害的作业。

（4）生产经营单位发生职业危害事故，应当及时向所在地安全生产监督管理部门和有关部门报告，并采取有效措施，减少或者消除职业危害因素，防止事故扩大。对遭受职业危害的从业人员，及时组织救治，并承担所需费用。

（5）对接触职业危害的从业人员，生产经营单位应当按照国家有关规定组织上岗前、在岗期间和离岗时的职业健康检查，并将检查结果如实告知从业人员。职业健康检查费用由生产经营单位承担。

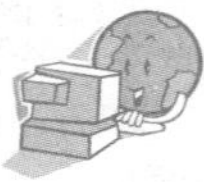

[相关链接]

用人单位应当建立健全下列职业卫生档案资料：

（1）职业病防治责任制文件；

（2）职业卫生管理规章制度、操作规程；

（3）工作场所职业病危害因素种类清单、岗位分布以及作业人员接触情况等资料；

（4）职业病防护设施、应急救援设施基本信息，以及其配置、使用、维护、检修与更换等记录；

（5）工作场所职业病危害因素检测、评价报告与记录；

（6）职业病防护用品配备、发放、维护与更换等记录；

（7）主要负责人、职业卫生管理人员和职业病危害严重工作岗位的劳动者等相关人员职业卫生培训资料；

（8）职业病危害事故报告与应急处置记录；

（9）劳动者职业健康检查结果汇总资料，存在职业禁忌证、职业健康损害或者职业病的劳动者处理和安置情况记录；

（10）建设项目职业卫生“三同时”有关技术资料，以及其备案、审核、审查或者验收等有关回执或者批复文件；

（11）职业卫生安全许可证申领、职业病危害项目申报等有关回执或者批复文件；

（12）其他有关职业卫生管理的资料或者文件。

26. 作业场所职业危害申报的主要内容是什么？

在中华人民共和国境内存在或者产生职业危害的生产经营单位（煤矿企业除外），应当按照国家有关法律、行政法规及《作业场所职业危害申报管理办法》的规定，及时、如实申报职业危害，并接受安全生产监督管理部门的监督管理。煤矿企业作业场所职业危害申报的管理，另行规定。

作业场所职业危害，是指从业人员在从事职业活动中，由于接触粉尘、毒物等有害因素而对身体健康所造成的各种损害。

生产经营单位申报职业危害时，应当提交《作业场所职业危害申报表》和下列有关资料：

（1）生产经营单位的基本情况；

（2）产生职业危害因素的生产技术、工艺和材料的情况；

（3）作业场所职业危害因素的种类、浓度和强度的情况；

（4）作业场所接触职业危害因素的人数及分布情况；

（5）职业危害防护设施及个人防护用品的配备情况；

（6）对接触职业危害因素从业人员的管理情况；

（7）法律、法规和规章规定的其他资料。

作业场所职业危害申报采取电子和纸质文本两种方式。生

产经营单位通过“作业场所职业危害申报与备案管理系统”进行电子数据申报，同时将《作业场所职业危害申报表》加盖公章并由生产经营单位主要负责人签字后，按照规定，连同有关资料一并上报所在地相应的安全生产监督管理部门。

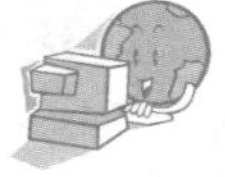

[相关链接]

职业危害申报工作实行属地分级管理。生产经营单位应当按照规定对本单位作业场所职业危害因素进行检测、评价，并按照职责分工向其所在地县级以上安全生产监督管理部门申报。

中央企业及其所属单位的职业危害申报，按照职责分工向其所在地设区的市级以上安全生产监督管理部门申报。

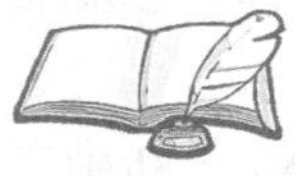

[法律提示]

2009年9月8日，《作业场所职业危害申报管理办法》（国家安全生产监督管理总局令第27号）正式发布，自2009年11月1日起施行。

27. 生产经营单位职业危害申报职责有哪些?

作业场所职业危害每年申报一次。生产经营单位下列事项发生重大变化的，应当按照以下规定向原申报机关申报变更：

（1）进行新建、改建、扩建、技术改造或者技术引进的，在建设项目竣工验收之日起30日内进行申报；

（2）因技术、工艺或者材料发生变化导致原申报的职业危害因素及其相关内容发生重大变化的，在技术、工艺或者材料变化之日起15日内进行申报；

（3）生产经营单位名称、法定代表人或者主要负责人发生变化的，在发生变化之日起15日内进行申报。

老板，作业场所的
职业危害每年都需要
申报一次。

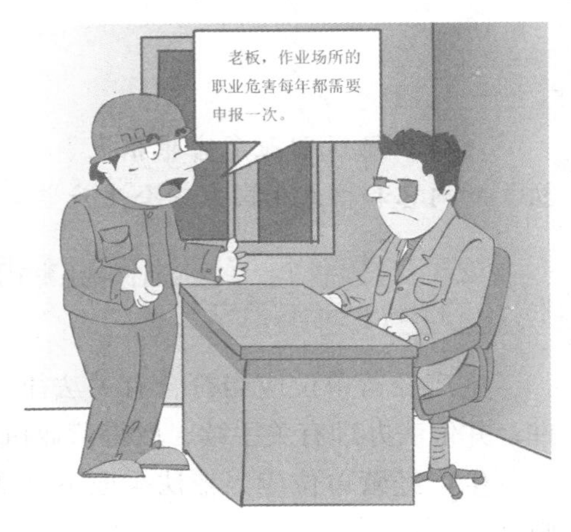

生产经营单位终止生产经营活动的，应当在生产经营活动终止之日起15日内向原申报机关报告并办理相关手续。

县级以上安全生产监督管理部门应当建立职业危害管理档案。职业危害管理档案应当包括辖区内存在职业危害因素的生产经营单位数量、职业危害因素种类、行业及地区分布、接触人数、防护设施的配备和职业卫生管理状况等内容。

安全生产监督管理部门应当依法对生产经营单位作业场所职业危害申报情况进行监督检查。安全生产监督管理部门及其工作人员在对职业危害申报材料审查以及监督检查中，涉及生产经营单位商业秘密和技术秘密的，应当为其保密。违反有关保密义务的，应当承担相应的法律责任。

生产经营单位未按照规定及时、如实地申报职业危害的，由安全生产监督管理部门给予警告，责令限期改正，可以并处2万元以上5万元以下的罚款。

生产经营单位有关事项发生重大变化，未按照规定申报变更的，由安全生产监督管理部门责令限期改正，可以并处1万元以上3万元以下的罚款。

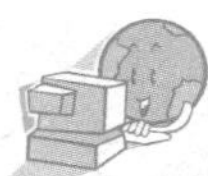

[相关链接]

《作业场所职业危害申报表》《作业场所职业危害申报回执》的内容和格式由国家安全生产监督管理总局统一制定。

28. 使用有毒物品作业场所应具有哪些方面的职业卫生许可条件?

生产经营单位应当符合有关法律、行政法规规定的设立条件，并依法办理有关手续，取得营业执照。

生产经营单位应当依法采取下列职业健康安全防治管理措施：

（1）设置或者指定职业健康安全管理机构或者组织，配备专职或者兼职的职业健康安全专业人员，为本单位提供职业健康安全服务；不具备配备专职的或者兼职的职业健康安全专业人员条件的，应当与备案的职业健康技术服务机构签订合同，由其提供相关服务。

（2）建立健全职业健康安全岗位责任制，制定使用有毒物品职业危害申报、职业健康检查、培训教育、职业危害日常监测、防护设施维护保养、个体防护用品配备使用、职业危害事故应急救援预案等制度，编制岗位职业安全操作规程。

（3）对从业人员进行上岗前和在岗期间的定期职业健康安全培训，普及有关职业健康安全知识，督促从业人员遵守有关法律、法规和操作规程，指导从业人员正确使用职业中毒危害防护设备和个人使用的职业中毒危害防护用品。

（4）建立职业卫生档案和从业人员健康监护档案，定期对使用有毒物品的作业场所职业中毒危害因素进行检测、评价，检测、评价结果存入用人单位职业卫生档案，定期向所在地卫生行政部门报告并向劳动者公布。

（5）配备现场急救用品、冲洗设备，为使用有毒物品的从业人员提供符合国家职业卫生标准的防护用品，并确保从业人员正确使用。

（6）将工作过程中可能产生的职业中毒危害及其后果、防护措施和待遇如实告知从业人员，并在劳动合同中写明。

（7）及时、如实向安全生产监督管理部门申报存在的职业中毒危害。

（8）法律、行政法规规定的其他措施。

从事使用高毒物品作业的生产经营单位，应当配备应急救援人员和必要的应急救援器材、设备，制定事故应急救援预案，并根据实际情况变化对应急救援预案适时进行修订，定期组织演练。事故应急救援预案和演练记录应当报当地安全生产监督管理部门备案。

生产经营单位除应采取上述规定的条件和措施外，其作业场所还必须符合下列要求：

（1）职业病危害因素的强度或者浓度符合国家职业卫生标准。

（2）有与职业病危害防护相适应的设施。

（3）生产布局合理，有害作业与无害作业分开，高毒作业场所与其他作业场所隔离。

（4）有配套的更衣间、洗浴间、孕妇休息间，以及清洗、存放或者处理从事使用高毒物品作业劳动者的工作服、工作鞋帽等物品的专用间等卫生设施。

（5）设备、工具、用具等设施符合保护劳动者生理、心理健康的要求。

（6）与生活场所分开，作业场所不得住人。

（7）设置有效的通风装置；可能突然泄漏大量有毒物品或者易造成急性中毒的作业场所，设置自动检测报警装置和事故通风设施。

（8）设置黄色区域警示线、警示标识和中文警示说明；高毒作业场所设置红色区域警示线、警示标识、中文警示说明、通信报警设备，以及应急撤离通道和必要的泄险区。

（9）法律、行政法规规定的其他条件。

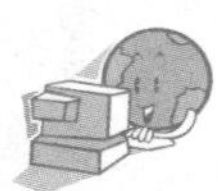

[相关链接]

存在使用有毒物品作业场所的生产经营单位必须依照规定取得职业卫生安全许可证；未取得职业卫生安全许可证的，不得从事使用有毒物品的作业。煤矿企业卫生安全许可证的实施办法，另行规定。

职业卫生安全许可证的颁发管理工作实行生产经营单位申请、三级发证、属地监管的原则。

国家安全生产监督管理总局指导、监督全国职业卫生安全许可证的颁发管理工作，负责中央管理的企业总部（包括集团公司、总公司）职业卫生安全许可证的颁发和管理。省（自治区、直辖市）人民政府安全生产监督管理部门负责本行政区域内中央企业所属单位，以及省（自治区、直辖市）属企业职业卫生安全许可证的颁发和管理。设区的市级人民政府安全生产监督管理部门负责上述前两款规定以外的生产经营单位职业卫生安全许可证的颁发和管理。

上级安全生产监督管理部门在其职责范围内，根据工作需要可以委托下一级安全生产监督管理部门实施职业卫生安全许可。

29. 使用有毒物品作业场所如何申请职业卫生安全许可证?

我们把职业安全卫生许可证的申请资料准备好了!

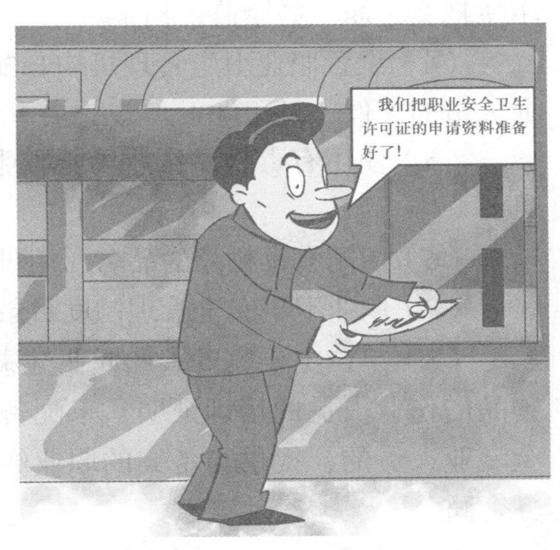

中央管理的企业总部申请领取职业卫生安全许可证，向国家安全生产监督管理总局提出申请。省（自治区、直辖市）所在地中央企业所属单位和省（自治区、直辖市）所属企业申请领取职业卫生安全许可证，向省（自治区、直辖市）人民政府安全生产监督管理部门提出申请。前两款规定以外的生产经营单位申请领取职业卫生安全许可证，向设区的市级安全生产监督管理部门提出申请。

生产经营单位在申请职业卫生安全许可证前，应当委托安全生产监督管理部门备案的职业健康技术服务机构对使用有毒物品作业场所进行职业中毒危害预评价、职业中毒危害控制效果评价。职业健康技术服务机构应当根据有关法律、行政法规和国家标准或者行业标准，对生产经营单位有关作业场所可能产生的职业中毒危害进行评价，并编制评价报告。

依据《使用有毒物品作业场所职业卫生安全许可证实施办法》，生产经营单位申请领取职业卫生安全许可证，应当提交下列文件、资料，并对其真实性负责：

（1）申请书（一式三份）。

（2）工商营业执照副本（复印件）。

（3）使用有毒物品作业场所总平面图、工艺流程图、职业卫生档案、职工健康监护档案。

（4）设置职业卫生管理机构和配备专兼职职业健康安全专业人员的文件（复印件）。

（5）使用有毒物品作业场所职业中毒防护设施名称及其数量。

（6）使用有毒物品的品名、用量，以及接触人数。

（7）职业卫生安全管理制度目录。

（8）单位主要负责人和职业健康安全专业人员和使用有毒物品的作业人员的培训证明；未配备专职或者兼职职业健康安全专业人员的，提供与备案的职业健康技术服务机构签订的服务合同。

（9）配备应急救援人员和必要的应急救援器材、设备的证明，以及事故应急救援预案。

（10）职业中毒危害预评价、职业中毒危害控制效果评价及其审核验收文件；高毒作业的建设项目的职业中毒危害防护设计及其审批文件。

（11）已经将工作过程中可能产生的职业危害及其后果、防护措施和待遇如实告知从业人员，以及向安全生产监督管理部门申报作业场所职业中毒危害的证明文件。

（12）依法应当提交的其他文件、资料。

职业卫生安全许可证的有效期为3年。职业卫生安全许可证有效期满后需要延期的，生产经营单位应当在职业卫生安全许可证有效期届满前3个月向原颁发职业卫生安全许可证的安全生产监督管理部门申请办理延期手续，并提交下列文件、资料：

（1）延期申请书；

（2）职业卫生安全许可证正本和副本；

（3）本实施办法第三章规定的相应文件、资料。

生产经营单位在职业卫生安全许可证有效期内有下列情形之一的，应当自工商营业执照变更之日起30个工作日内向原颁发职业卫生安全许可证的安全生产监督管理部门申请变更职业卫生安全许可证：

（1）变更单位名称的；

（2）变更主要负责人的；

（3）变更单位地址的；

（4）变更经济类型的。

生产经营单位申请变更职业卫生安全许可证时，应当提交下列文件、资料：

（1）变更申请书；

（2）职业卫生安全许可证正本和副本；

（3）变更后的工商营业执照及有关说明材料。

变更主要负责人的，还应当提交变更后的主要负责人的培训证明复印件。对已经受理的变更申请，职业卫生安全许可证颁发管理机关对申请人提交的文件、资料审查无误后，应当在10个工作日内办理变更手续。

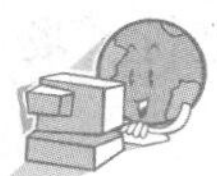

[相关链接]

安全生产监督管理部门应当依照规定，对生产经营单位提交的材料进行审查，并做出是否准予延期的决定。决定准予延期的，应当收回原职业卫生安全许可证，换发新的职业卫生安全许可证；决定不准予延期的，应当书面告知申请人并说明理由。

国家安全生产监督管理总局负责指导、监督全国职业卫生

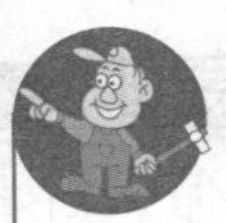

安全许可证的颁发管理工作，负责中央管理的工矿商贸企业的职业卫生安全许可证的颁发和管理。

30. 安全生产监督管理部门如何处理职业卫生安全许可申请?

安全生产监督管理部门对申请人提交的申请书及文件、资料，应当按照下列规定分别处理：

（1）申请事项不属于本部门职权范围的，应当即时做出不予受理的决定，并告知申请人向相关机关申请。

（2）申请材料存在可以当场更正的错误的，应当允许或者要求申请人当场更正，并即时出具受理的书面凭证。

（3）申请材料不齐全或者不符合要求的，应当在5个工作日内一次性书面告知申请人需要补正的全部内容；逾期不告知的，自收到申请材料之日起即为受理。

（4）申请材料齐全、符合要求或者按照要求全部补正的，自收到材料或者全部补正材料之日起为受理，并出具受理的书面凭证。

对已受理的申请，安全生产监督管理部门应当指派工作人员对申请材料和职业健康安全条件进行审查；需要对申请材料的实质内容进行核实的，应当指派两名以上工作人员进行现场核查。

负责审查的工作人员应当负责实施许可的安全生产监督管理部门提出审查意见。安全生产监督管理部门应当对审查意见进行讨论，并在受理申请之日起30个工作日内做出颁发或者不予颁发职业卫生安全许可证的决定。对决定颁发的，安全生产监督管理部门应当自决定之日起10个工作日内送达或者通知申请人领取职业卫生安全许可证；对不予颁发的，应当在10个工作日内书面通知申请人并说明理由。

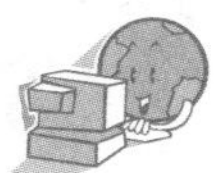

[相关链接]

依据《使用有毒物品作业场所职业卫生安全许可证实施办法》，安全生产监督管理部门发现有下列情形之一的，应当撤销已经颁发的职业卫生安全许可证：

（1）超越职权颁发职业卫生安全许可证的；

（2）违反本办法规定的程序颁发职业卫生安全许可证的；

（3）不具备本办法规定的职业健康安全条件颁发职业卫生安全许可证的；

（4）以欺骗、贿赂等不正当手段取得职业卫生安全许可证的。

取得职业卫生安全许可证的生产经营单位有下列情形之一的，安全生产监督管理部门应当注销其职业卫生安全许可证：

（1）职业卫生安全许可证有效期届满未延续的；

（2）终止使用有毒物品的生产经营活动的；

（3）职业卫生安全许可证被依法撤销的；

（4）职业卫生安全许可证被依法吊销的。

生产经营单位隐瞒有关情况或者提供虚假材料申请职业卫生安全许可证的，安全生产监督管理部门不予受理，该单位在三年内不得再次申请职业卫生安全许可证。

职业健康安全管理体系

31. 什么是职业健康安全管理体系?

职业健康安全管理体系（Occupational Health Safety Management System，OHSMS）是一个科学、系统、文件化的管理体系，并且能够与企业的其他管理活动进行有效的融合。其采用PDCA管理思想，即对各项工作通过策划（Plan）、实施（Do）、检查（Check）和改进（Action）等过程，对企业的各项生产和管理活动加以规划，确定应遵循的原则，实现安全管理目标，并在实现过程中不断检查和发现问题，及时采取纠正措施，保证实现的过程不会偏离原有目标和原则。职业健康安全管理体系的实施，科学运用系统安全的思想，通过一系列文件对企业的生产和管理活动进行有效控制和调节，针对人的不安全行为、物的不安全状态及企业管理的缺陷等因素，实行全员、全过程、全方位的安全管理，从而提高企业的职业健康安全管理水平。

（1）计划（PLAN）环节。就是作为行动基础的某些事先的考虑，它预先决定干什么，如何干，什么时候干，以及谁去干等问题。

计划环节是对管理体系的总体规划，包括：

1）确定方针、目标。

2）配备必要资源，包括人力、物力资源等。

3）建立组织机构，规定相应职责、权限及其相互关系。

4）识别管理体系运行的相关活动或过程，并规定活动或过程实施程序和作业方法等。

为了使用人单位的管理制度化，以上过程可以以文件的形式来反映，称为“文件化的管理体系”。由于用人单位的方针、目标、活动及活动方式在计划环节中确定，所以，此阶段是管理体系中最重要的环节。

（2）实施（DO，或称为“行动”）环节。按照计划所规定的程序（如组织机构、程序和作业方法等）加以实施，实施过程与计划的符合性及实施的结果决定了用人单位能否达到预期目标，所以，保证所有活动在受控状态下进行是实施的关键。

（3）检查环节。检查环节是为了确保计划行动的有效实施，需要对计划实施效果进行检查衡量，并采取措施修正消除可能产生的行动偏差。

（4）改进环节。管理过程不可能是一个封闭的系统，需要随着管理的进程，针对管理活动实践中所发现的缺陷不足，或根据变化的内外部条件，不断进行管理活动的调整、完善。

企业建立职业健康安全管理体系的目的是促使自身采用现代化的管理方法，提高职业健康安全管理水平，持续改进企业的职业健康安全绩效，从而达到预防和控制工伤事故、职业病的目的，并减少其他损失、降低成本、提高效益。

职业健康安全管理体系作为规范化的职业健康安全管理方式，随着我国政府职能的调整和市场经济改革的不断深入，越来越赢得各方面的认可。为提高安全管理效率和更加符合市场经济的要求，政府对安全监督职能进行了大规模的改革，通过引导和鼓励企业推行职业健康安全管理体系建设，把原有不适应社会主义市场经济的管理思想和方法进行调整，使政府的健康安全监督职责变得更加科学和高效；对于企业，作为经济发

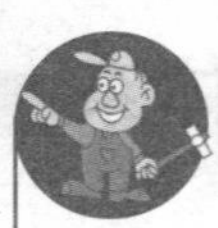

展过程中的市场主体，为提高自身管理水平和市场竞争力，更需要一种能够有效加强自身健康安全工作的管理方式。在企业推行职业健康安全管理体系，既能协助国家安全生产监督部门的监督，又能有效管理企业的职业健康安全工作。

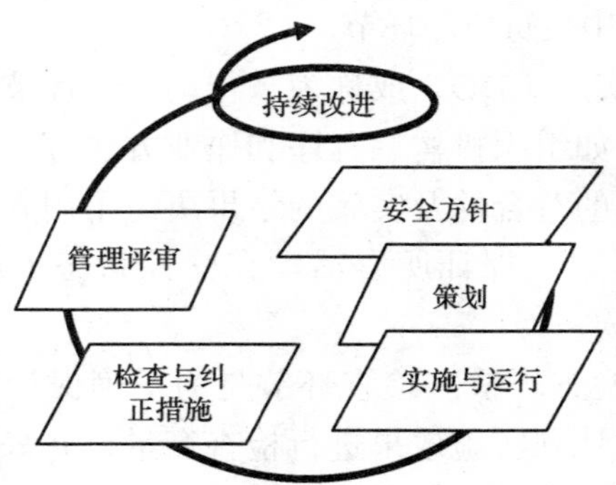

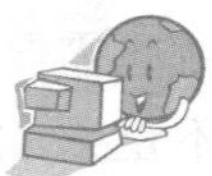

[相关链接]

国际标准化组织在1995年上半年开始职业卫生安全管理体系标准化工作。1996年，英国颁布BS 8800《职业卫生安全管理体系指南》，美国工业卫生协会制定《职业卫生安全管理体系》指导性文件；1997年，澳大利亚、新西兰提出《职业卫生安全管理体系原则、体系和支持技术通用指南（草案）》，日本工业卫生安全协会（JISHA）提出《职业卫生安全管理体系导则》。

1999年，英国标准协会（BSI）、挪威船级社（DNV）等13个组织发布职业健康安全评价系列（OHSAS）标准：《职业健康安全管理体系——规范》（OHSAS 18001）和《职业健康安全管理体系——OHSAS 18001实施指南》（OHSAS 18002）。2007年7月1日，第二版标准（OHSAS 18001—2007）正式发布。

32. 职业健康安全管理体系有哪些基本要素?

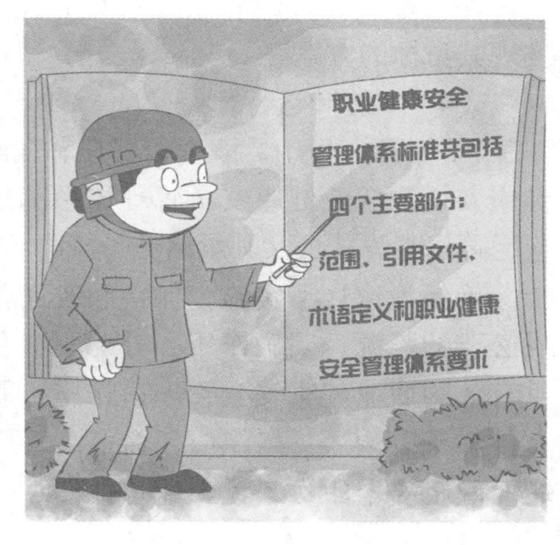

职业健康安全管理体系标准（GB/T 28001—2011)共包括四个主要部分：范围、引用文件、术语定义和职业健康安全管理体系要求。核心的内容是第四部分“职业健康安全管理体系要求”，其中一级要素6项，共15条二级要素。分别如下：

（1）总要求。组织应根据本标准的要求建立、实施、保持和持续改进职业健康安全管理体系，确定如何满足这些要求，并形成文件。组织应界定其职业健康安全管理体系的范围，并形成文件。

（2）职业健康安全方针。最高管理者应确定和批准本组织的职业健康安全方针，并确保职业健康安全方针在界定的职业健康安全管理体系范围内。

（3）策划

1）危险源辨识、风险评价和控制措施的确定。组织应建立、实施并保持程序，以便持续进行危险源辨识、风险评价和必要控制措施的确定。

2）法律法规和其他要求。组织应建立、实施并保持程序，以识别和获取适用于本组织的法律法规和其他职业健康安全要求。

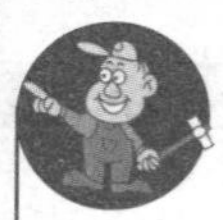

3）目标和方案。组织应在其内部相关职能和层次建立、实施和保持形成文件的职业健康安全目标，应建立、实施和保持实现其目标的方案。

（4）实施和运行

1）资源、作用、职责、责任和权限。最高管理者应对职业健康安全和职业健康安全管理体系承担最终责任。最高管理者应通过以下方式证实其承诺：

确保为建立、实施、保持和改进职业健康安全管理体系提供必要的资源；明确作用、分配职责和责任、授予权力，以提供有效的职业健康安全管理；作用、职责、责任和权限应形成文件和予以沟通；组织应任命最高管理者中的成员承担特定的职业健康安全职责，无论他（他们）是否还负有其他方面的职责。

所有承担管理职责的人员，都应证实其对职业健康安全绩效持续改进的承诺。

组织应确保工作场所的人员在其能控制的领域承担职业健康安全方面的责任，包括遵守组织适用的职业健康安全要求。

2）能力、培训和意识。组织应确保在其控制下完成对职业健康安全有影响的任务的人员都具有相应的能力，该能力应依据适当的教育、培训或经历来确定，并保存相关的记录。

组织应当建立、实施并保持程序，使在本组织控制下工作的人员意识到：他们的工作活动和行为的实际或潜在的职业健康安全后果，以及改进个人表现的职业健康安全益处；他们在实现符合职业健康安全方针、程序和职业健康安全管理体系要求。

3）沟通、参与和协商。针对其职业健康安全危险源和职业健康安全管理体系，组织应建立、实施和保持程序，用于：在组织内不同层次和职能进行内部沟通；与进入工作场所的承包方和其他访问者进行沟通；接收、记录和回应来自外部相关方的相关沟通。

组织应建立、实施并保持程序，用于工作人员：适当参与危险源辨识、风险评价和控制措施的确定；适当参与事件调查；参与职业健康安全方针和目标的制定和评审；对影响他们职业健康安全的任何变更进行协商；对职业健康安全事务发表意见。

4）文件。职业健康安全管理体系文件应包括：职业健康安全方针和目标；对职业健康安全管理体系覆盖范围的描述；对职业健康安全管理体系的主要要素及其相互作用的描述，以及相关文件的查询途径；本标准所要求的文件，包括记录；组织为确保对涉及其职业健康安全风险管理过程进行有效策划、运行和控制所需的文件，包括记录。

5）文件控制。应对本标准和职业健康安全管理体系所要求的文件进行控制。

6）运行控制。组织应确定那些与已辨识的、需实施必要控制措施的危险源相关的运行和活动，以管理职业健康安全风险。

7）应急准备和响应。组织应建立、实施并保持程序，用于：识别潜在的紧急情况；对此紧急情况做出响应。

（5）检查

1）绩效测量和监视。组织应建立、实施并保持程序，对职业健康安全绩效进行例行监视和测量。

2）合规性评价。为了履行遵守法律法规要求的承诺，组织应建立、实施并保持程序，以定期评价对适用法律法规的遵守情况，并保存定期评价结果的记录。组织应评价对应遵守的其

他要求的遵守情况，保存定期评价结果的记录。

3）事件调查、不符合、纠正措施和预防措施。组织应建立、实施并保持程序，记录、调查和分析事件，以便：确定内在的、可能导致或有助于事件发生的职业健康安全缺陷和其他因素；识别对采取纠正措施的需求；识别采取预防措施的可能性；识别持续改进的可能性；沟通调查结果。事件调查的结果应形成文件并予以保存。

组织应建立、实施并保持程序，以处理实际和潜在的不符合，并采取纠正措施和预防措施。对因纠正措施和预防措施而引起的任何必要变化，组织应确保其体现在职业健康安全管理体系文件中。

4）记录控制。组织应建立并保持必要的记录，用于证实符合职业健康安全管理体系要求和本标准要求，以及所实现的结果。组织应建立、实施并保持程序，用于记录的标识、贮存、保护、检索、保留和处置。记录应保持字迹清楚，标识明确，并可追溯。

5）内部审核。组织应确保按照计划的时间间隔对职业健康安全管理体系进行内部审核。

（6）管理评审。最高管理者应按计划的时间间隔，对组织的职业健康安全管理体系进行评审，以确保其持续适宜性、充分性和有效性。评审应包括评价改进的可能性和对职业健康安全管理体系进行修改的需求，包括对职业健康安全方针和职业健康安全目标的修改需求。应保存管理评审记录。

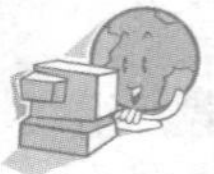

[相关链接]

中国在1996年年初开展了职业卫生安全管理体系标准的初步研究。1998年，原劳动部劳动保护研究所和中国劳动保护科学技术学会发布了《职业卫生安全管理体系规范及使用指南》。1999年10月，原国家经贸委颁布了《职业卫生安全管理体系试行标准》。2001年后，国家标准局相继颁布《职业健康安全管理体系规范》（GB/T 28001—2001），最新版本为《职业健康安全管理体系规范》（GB/T 28001—2011）和《职业健康安全管理体系实施指南》（GB/T 28002—2011）。

目前，我国许多企业都是依据国家标准和OHSAS 18001相关标准建立和认证职业健康安全管理体系。

33．职业健康安全管理体系建设与实施步骤有哪些?

（1）建设要求。在建立职业健康安全管理体系时，企业应充分考虑自身的特点，对职业健康安全管理体系的各项要求和方法进行全面了解，结合企业现状，建立适合本企业的职业健康安全管理体系。职业健康安全管理体系的作用是预防和控制危害，核心思想是持续改进，因此，企业在实施过程中要充分考虑职业健康安全管理体系的要求，保证体系的动态适用性。具体包括以下方面：

好的。
请帮我看看这份职业健康文稿编写的如何？

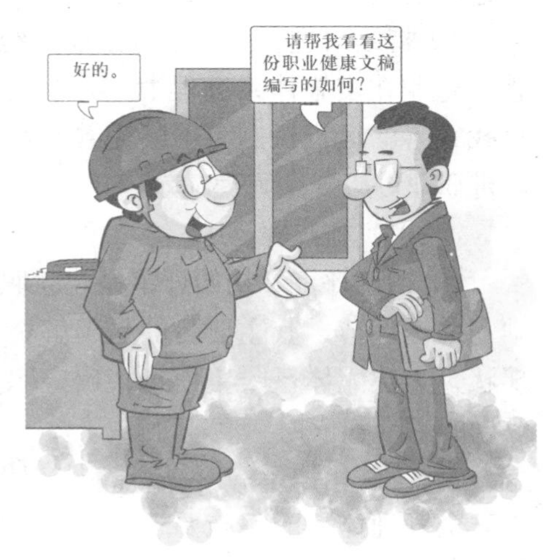

1）有效实施危害辨识和风险评价。为及时有效控制生产过程中的各种危害，企业应主动进行危害辨识和风险评价，并通

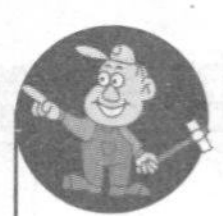

过管理体系的运行加以控制。危害辨识与风险评价是职业健康安全管理体系的核心，是体系实施的基础，也是体系绩效改进的重要依据。

2）强调最高管理者的承诺和责任。领导的承诺与责任是职业健康安全管理体系成功实施的关键。最高管理者掌握企业的大部分资源，只有最高管理者做出承诺和明确责任，并履行承诺和责任，职业健康安全管理体系才能真正发挥作用。

3）强调员工的参与和作用。体系的运行来自于各个岗位，员工参与是成功实施职业健康安全管理体系的重要基础，应充分发挥全体员工的作用，在体系实施过程中，企业必须将要求传达到全体员工，并保证其充分理解。

4）持续改进。持续改进是职业健康安全管理体系的核心思想。企业在实施体系过程中，必须建立自我发现、自我纠正、自我完善的运行机制，不断完善职业健康安全管理体系，持续改进职业健康安全管理绩效。

（2）实施步骤

1）初始评审。初始评审是建立职业健康安全管理体系的基础和关键环节，其主要目的是了解企业职业健康安全管理工作现状，为建立体系收集信息，确定职业健康安全管理绩效持续改进的基准和依据。

2）文件化体系的形成。依据初始评审的结果，根据职业健康安全管理体系的实施要求，对职业健康安全风险的预防和控制措施以及职业健康安全管理体系要求要形成文件，以确保所建立的职业健康安全管理体系在任何情况下均能得到充分理解和有效遵守。

3）全员培训。使全体员工能够接受职业健康安全管理体系的管理思想，理解职业健康安全管理体系的所有要求。企业应通过各种形式对员工进行培训。

4）监督和评价。通过体系的绩效监测与测量、审核和管理评审等手段，检查与确认体系各要素是否按照计划安排有效实施，及时发现职业健康安全管理体系运行过程中出现的问题，是体系不断完善和改进的重要手段。通过体系自身各种形式的监督，检查体系是否按计划运行，判定体系的有效性、适宜性和充分性。

5）纠正和预防。为保证体系能够有效发挥作用，对发现的问题必须采取纠正措施，以保证体系按计划实施。为防止已发现的问题重复出现，还应制定相应的预防措施，并保证实施。

6）保持和改进。“建立和保持”是职业健康安全管理体系的重要要求，体系能否持续有效和适用，保持是关键。体系保持是根据企业生产情况的变化和体系实施过程存在的问题动态适应，使体系进一步完善的过程，进而实现职业健康安全管理体系的持续改进。

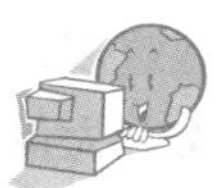

[相关链接]

职业健康安全管理体系培训的对象主要分三个层次：管理层培训、内审员培训和全体员工培训。其中，管理层培训是体系建立的保证，内审员培训是建立和实施职业健康安全管理体系的关键，全体员工培训是体系建立和顺利实施的根本。

34. 企业建立职业健康安全管理体系应具备哪些保障措施?

由于职业健康安全管理体系的建立和实施涉及企业的方方面面，要求全员参与，实施过程中需要完成很多工作，所以，任何企业都要充分准备，合理计划，明确各项任务并提供资源

保证。

（1）明确职责。企业的最高管理者是企业安全生产的第一责任人。企业实施职业健康安全管理体系，首先要明确最高管理者的责任，并在工作计划中明确职业健康安全管理体系是企业管理主要事项之一，把保护员工的安全与健康纳入企业管理决策中，承诺为建立职业健康安全管理体系及有关活动提供支持，并保证履行职责。结合安全生产法的要求，企业最高管理者的安全职责至少包括：

1）对安全管理工作作出正式承诺，并履行承诺；

2）为安全生产提供充足的资源；

3）建立完善的安全管理制度并保证实施；

4）建立和落实岗位安全职责。

各企业对于各岗位的人员要建立文件化岗位职责，并明确全体人员工作过程中的安全责任，包括如何保证安全作业、设备安全运行、紧急情况的处理等，并传达到有关人员。

（2）配备必要的资源。职业健康安全管理体系可有效规范安全管理工作，提高企业管理水平，改善安全管理绩效。为保证达到实施体系的目的，企业必须提供体系所需的资源，包括人、财、物等各个方面。

在建立和保持职业健康安全管理体系过程中，为保证体系的适用性和有效性，企业必须明确专门的人员负责体系的建立和维护。

企业如果具备足够的职业健康安全管理能力和知识，有关的工作可以由企业独立完成；如果自己不能胜任，职业健康安全管理体系的各项工作可全权委托具有国家规定的相关专业技术资格的工程技术人员或机构提供相关服务，如职业健康安全管理咨询机构、注册安全工程师或有能力监管本企业健康安全工作的其他企业等。

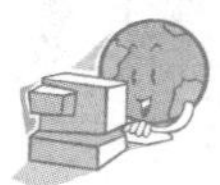

[相关链接]

在职业健康安全管理体系运行初期，可进行初始评审。

初始评审是建立职业健康安全管理体系的基础工作，是评估和摸清职业健康安全管理现状的一种手段。初始评审的主要内容是：收集、评价组织适用的法律、法规及其他要求；危险因素与有害因素辨识和风险评价；识别评价组织活动、产品和服务过程中的风险；评价所有现行职业健康安全管理和活动的符合性和有效性；对以往事故、事件的调查，以及纠正、预防措施的调查与评价。

35. 什么是职业健康安全管理体系审核与认证?

职业健康安全管理体系审核会议

依据职业健康安全管理体系标准（GB/T 28001—2011），职业健康安全管理体系审核与认证内容包括：

（1）审核。职业健康安全管理体系审核包括内部审核、管理评审和第三方认证审核（外部审核）。

内部审核是指组织确保按计划的时间间隔对职业健康安全管理体系进行内部审核，主要作用是判定职业

健康安全管理体系：是否符合职业健康安全管理的预定安排，包括本标准的要求；是否得到了恰当的实施和保持；是否有效满足组织的方针和目标。最终向管理层报告审核结果。

管理评审是指最高管理者按计划的时间间隔，对组织的职业健康安全管理体系进行评审，以确保其持续适宜性、充分性和有效性。评审应包括评价改进机会和对职业健康安全管理体系进行修改的需求，包括职业健康安全方针和目标的修改需求。组织应保存管理评审记录。

外部审核是指需要通过外部认证机构对组织的职业健康安全管理体系进行认证（或注册）的方式来证实其对标准的符合性，并取得认证机构的认可后颁发证书。

（2）认证。职业健康安全管理体系认证是由认证机构依据审核准则，按规定程序和方法对受审核方的职业健康安全管理体系通过实施审核及认证评定，确认受审核方的职业健康安全管理体系的符合性及有效性，并颁发证书与标志的过程。

认证程序包括：组织提交书面申请→申请评审、合同评审→签订认证合同→任命审核组长，组建审核组→第一阶段审核→第二阶段审核→对纠正措施的跟踪验证→完成审核报告，做出推荐结论→认证评定→颁发认证证书→证后监督审核以保持认证→复评（有效期满）→换发认证证书。

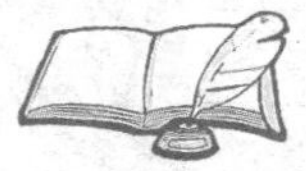

[法律提示]

原国家经贸委曾发布《关于职业健康安全管理体系试行标准的通知》（国经贸安全〔1999〕447号）和《关于开展职业健康安全管理体系认证工作的通知》（国经贸安全〔1999〕983号），有效地推动了我国职业健康安全管理工作向科学化、标准化方向发展。

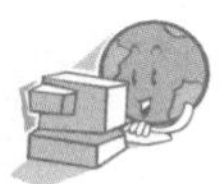

[相关链接]

获得认证证书的单位，根据法规和标准的要求，在认证证书有效期满时，应重新提出认证申请。认证机构受理后，重新对用人单位进行的审核称为复评。

复评的目的是为了证实用人单位的职业健康安全管理体系持续满足职业健康安全管理体系审核标准的要求，且职业健康安全管理体系得到了很好的实施和保持。

粉尘危害与控制

36. 什么是生产性粉尘？按性质如何分类？

在生产过程中形成的，能够较长时间漂浮在作业场所空气中的固体微粒，叫生产性粉尘。生产性粉尘按其性质一般分为以下几类：

（1）无机粉尘。矿物性粉尘，如石英、石棉、滑石、煤等；金属性粉尘，如铁、锡、铝、锰、铅、锌等；人工无机粉尘，如金刚砂、水泥、玻璃纤维等。

（2）有机粉尘。动物性粉尘，如毛、丝、骨质等；植物性粉尘，如棉、麻、草、甘蔗、谷物、木、茶等；人工有机粉尘，如有机农药、有机染料、合成树脂、合成橡胶、合成纤维等。

（3）混合性粉尘。它是上述各类粉尘，以两种以上物质混合形成的粉尘，在生产中这种粉尘最多见。

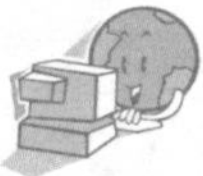

[相关链接]

根据粒子在呼吸道沉积部位不同，粉尘可分为：

（1）非吸入性粉尘。一般认为，直径大于15 μm的颗粒被吸入呼吸道的机会非常少，所以称为非吸入性粉尘。

（2）可吸入性粉尘。直径小于15 μm的颗粒可以吸入呼吸道，进入肺腔，因此称为可吸入性粉尘或者胸腔性粉尘。

（3）呼吸性粉尘。直径在5 μm以下的粉尘颗粒可到达呼吸道深部和肺泡区，进入气体交换区域，并沉积在呼吸性细支气管和肺泡上，被称为呼吸性粉尘。

37. 什么工种易接触粉尘?

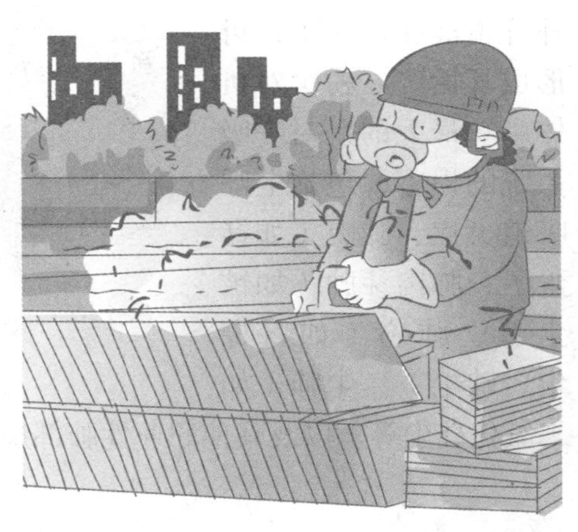

在各种不同的生产场所，可以接触到不同性质的粉尘。如采矿、开山采石、建筑施工、铸造、耐火材料及陶瓷等行业，主要接触的粉尘是石英的混合粉尘；石棉开采、加工制造石棉制品接触的是石棉或含石棉的混合粉尘；焊接、金属加工、冶炼接触金属及其化合物粉尘；农业、粮食加工、制糖工业、动物管理及纺织工业等，以接触植物或动物性有机粉尘为主。

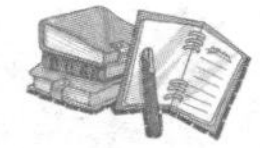

[知识学习]

同一种粉尘，在作业环境中浓度越高、暴露时间越长，对人体危害越严重。粉尘浓度稳定时，接触时间可以代表累积接触量。

38. 粉尘对健康的主要危害有哪些?

粉尘的不同特性可对人体造成各种不同的损害。如可溶性有毒粉尘进入呼吸道后，能很快被吸收溶入血液，引起中毒；放射性粉尘，则可造成放射性损伤；某些硬质粉尘可损伤角膜及结膜，引起角膜混浊和结膜炎等；粉尘堵塞皮脂腺和机械性

刺激皮肤时，可引起粉刺、毛囊炎、脓皮病及皮肤皲裂等；粉尘进入外耳道混在皮脂中，可形成耳垢等。粉尘对机体影响最大的是对呼吸系统的损害，包括上呼吸道炎症、肺炎（如锰尘）、肺肉芽肿（如铍尘）、肺癌（如石棉尘、砷尘）、尘肺（如二氧化硅尘等）以及其他职业性肺部疾病等。

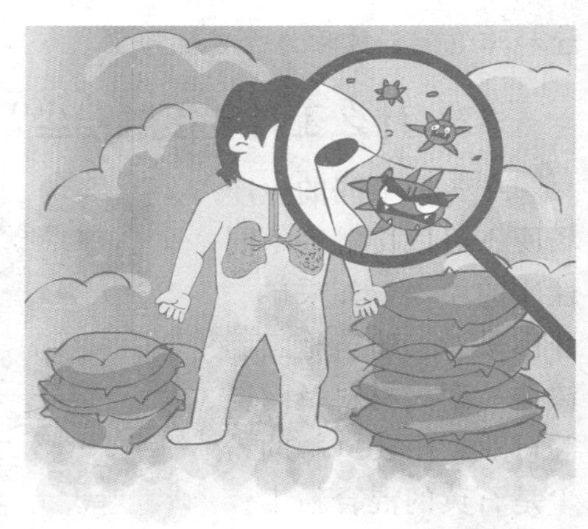

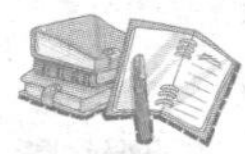

[知识学习]

人体具有很强的保护防御功能，能通过各种清除功能，使进入肺部的绝大部分粉尘排出体外。但长期吸入高浓度粉尘，吸入的粉尘量超过人体正常的防御功能时，就会引起一系列危害反应，其中危害最严重的是尘肺。

39. 为什么要监测作业场所粉尘浓度?

要控制工作场所的粉尘浓度符合卫生标准要求，首先必须获得现场粉尘污染的第一手资料，如作业场所空气中粉尘浓度、粉尘中游离二氧化硅含量及粉尘的分散度等基本情况。这些情况是粉尘监测工作的主要内容，同时也是安全生产的需要。首先，粉尘监测是评价所采用的或改进的防尘措施效果好坏的依据；其次，因某些粉尘具有爆炸性，当其在空气中达到一定浓度时，遇到明火就可能发生爆炸。

准确的作业现场粉尘监测是防尘工作的一个重要组成部分，是做好作业场所环境卫生学评价和搞好安全生产不可缺少的环节，也是评价粉尘控制效果最有效的手段。

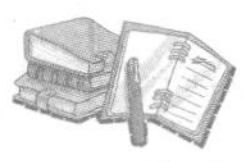

[知识学习]

作业场所，是指从业人员进行职业活动的所有地点，包括建设单位施工场所。

40. 作业场所粉尘监测有哪几种?

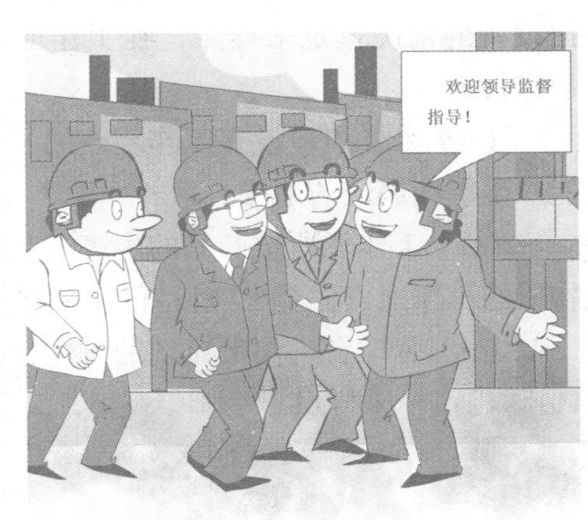

（1）评价监测。适用于建设项目职业病危害因素预评价、建设项目职业病危害因素控制效果评价和职业病危害因素现状评价等。

（2）日常监测。适用于对工作场所空气中有害物质浓度进行的日常的定期监测。

（3）监督监测。适用于职业卫生监督部门对用人单位进行监督时，对工作场所空气中有害物质浓度进行的监测。

（4）事故性监测。适用于对工作场所发生职业危害事故时进行的紧急采样监测。

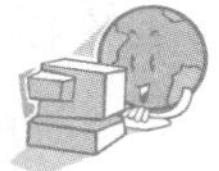

[相关链接]

在评价职业接触限值为时间加权平均容许浓度时，应选定

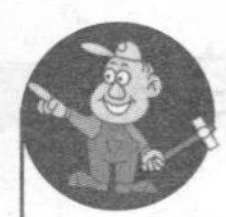

有代表性的采样点，在空气中有害物质浓度最高的工作日采样1个工作班。

41. 如何选择作业场所粉尘监测采样点?

（1）选择有代表性的工作地点，其中应包括空气中有害物质浓度最高、劳动者接触时间最长的工作地点。

（2）在不影响劳动者工作的情况下，采样点尽可能靠近劳动者；空气收集器应尽量接近劳动者工作时的呼吸地带。

（3）在评价工作场所防护设备或措施的防护效果时，应根据设备的情况选定采样点，在工作地点劳动者工作时的呼吸地带进行采样。

（4）采样点应设在工作地点的下风向，应远离排气口和可能产生空气涡流的地点。

（5）工作场所按产品的生产工艺流程，凡逸散或存在有害物质的工作地点，至少应设置1个采样点。

（6）劳动者工作是流动的时候，在流动的范围内，一般每10米设置1个采样点。

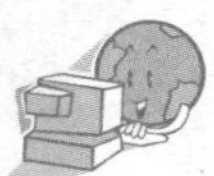

[相关链接]

采样时段按如下情况确定：

（1）采样必须在正常工作状态和环境下进行，避免人为因素的影响。

（2）空气中有害物质浓度随季节发生变化的工作场所，应将空气中有害物质浓度最高的季节选择为重点采样季节。

（3）在工作周内，应将空气中有害物质浓度最高的工作日选择为重点采样日。

（4）在工作日内，应将空气中有害物质浓度最高的时段选择为重点采样时段。

42. 粉尘危害的防护原则是什么?

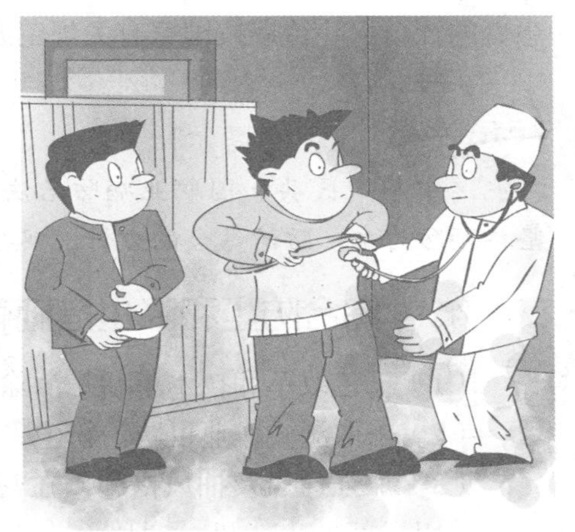

粉尘作业的劳动防护管理应采取三级防护原则:

（1）一级预防。一级预防措施主要包括：综合防尘；尽可能采用不含或含游离二氧化硅低的材料代替含游离二氧化硅高的材料；在工艺要求许可的条件下，尽可能采用湿法作业；使用个人防尘用品，做好个人防护。

对作业环境的粉尘浓度实施定期检测，使作业环境的粉尘浓度保持在国家标准规定的允许范围之内。

根据国家有关规定，须对工人进行就业前的健康体检，对患有职业禁忌证者、未成年人、女职工，不得安排其从事禁忌范围的工作。

宣传教育、普及防尘的基本知识。

加强维护，对除尘系统必须加强维护和管理，使除尘系统处于完好、有效的状态。

（2）二级预防。二级预防措施主要包括：建立专人负责的防尘机构，制定防尘规划和各项规章制度；对新从事粉尘作业的职工，必须进行健康检查；对在职的从事粉尘作业的职工，必须定期进行健康检查；发现不宜从事接尘工作的职工，要及时调整。

（3）三级预防。三级预防措施主要包括：对已确诊为尘肺病的职工，应及时调整原工作岗位，安排合理的治疗或疗养，患者的社会保险待遇按国家有关规定办理。

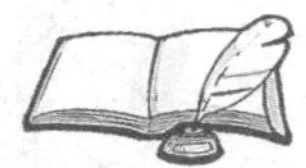

[法律提示]

《中华人民共和国职业病防治法》规定：职业病防治工作坚持预防为主、防治结合的方针，实行分类管理、综合治理。

43. 综合防尘和降尘措施有哪些?

（1）工艺改革和技术革新是消除粉尘危害的根本途径。

（2）采取湿式作业可防治粉尘飞扬，降低环境粉尘浓度。

（3）加强通风及抽风措施。在密闭、半密闭发尘源的基础上，采用局部抽出式机械通风，将工作面的含尘空气抽出，并可同时采用局部送入式机械通风，将新鲜空气送入工作面。

（4）将发尘源密闭，对产生粉尘的设备，尽可能在通风罩中密闭管理，并与排风结合，经除尘处理后再排入大气。

（5）个体防护是防尘、降尘措施的补充，特别在技术措施未能达到的地方必不可少。

（6）经常性的维修和管理工作。

（7）定期检查环境空气中的粉尘浓度和接触者的定期体格检查。

（8）加强宣传教育和技能培训。

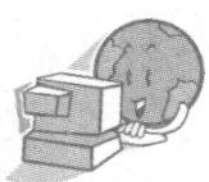

[相关链接]

除尘器种类很多，根据除尘器除尘的主要机制，可将其分为机械式除尘器、过滤式除尘器、湿式除尘器和静电除尘器等。

44. 职业健康监护有哪几种?

资料室
好的，谢谢你了!
这是新来员工的健康档案。

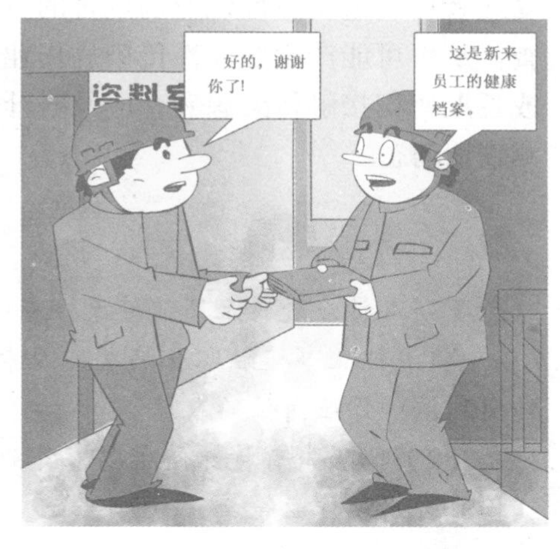

职业健康监护分为上岗前健康检查、在岗期间定期健康检查、离岗时健康检查、离岗后医学随访检查和应急健康检查5类。

（1）上岗前健康检查。上岗前健康检查的主要目的是发现有无职业禁忌证，建立接触职业病危害因素人员的基础健康档案。上岗前健康检查均为强制性职业健康检查，应在开始从事有害作业前完成。

（2）在岗期间定期健康检查。定期健康检查的目的主要是：早期发现职业病病人、疑似职业病病人或劳动者的其他健康异常改变；及时发现有职业禁忌证的劳动者；通过动态观察劳动者群体健康变化，评价工作场所职业病危害因素的控制效果。

（3）离岗时健康检查。劳动者在准备调离或脱离所从事的职业病危害的作业或岗位前，应进行离岗时健康检查，主要目的是确定其在停止接触职业病危害因素时的健康状况。

（4）离岗后医学随访检查。如接触的职业病危害因素具有慢性健康影响，或发病有较长的潜伏期，在脱离接触后仍有可能发生职业病，需进行医学随访检查。例如，尘肺病患者在离岗后需进行医学随访检查。

（5）应急健康检查。当发生急性职业病危害事故时，对遭受或者可能遭受急性职业病危害的劳动者，应及时组织健康检查。从事可能产生职业性传染病作业的劳动者，在疫情流行期或近期密切接触传染源者，应及时开展应急健康检查，随时监测疫情动态。

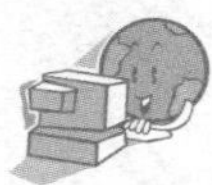

[相关链接]

下列人员应进行上岗前健康检查：

（1）拟从事接触职业病危害因素作业的新录用人员，包括转岗到该种作业岗位的人员。

（2）拟从事有特殊健康要求作业的人员，如高处作业、电工作业、驾驶作业等。

45. 职业健康监护的主要作用有哪些方面？

（1）早期发现职业病、职业健康损害、职业禁忌证。

（2）跟踪观察职业病及职业健康损害的发生、发展规律及分布情况。

（3）评价职业健康损害与作业环境中职业病危害因素的关系及危害程度。

（4）识别新的职业病危害因素和高危人群。

（5）进行目标干预，包括改善作业环境条件、改革生产工艺、采用有效的防护设施和个人防护用品，对职业病患者和疑似职业病及职业禁忌人员的处理与安置等。

（6）评价预防和干预措施的效果。

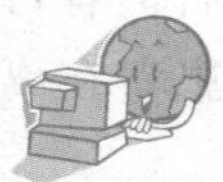

[相关链接]

用人单位有以下职业健康监护职责：

（1）对从事接触职业病危害因素作业的劳动者进行职业健康监护。

（2）制定职业健康监护制度和实施细则。

（3）建立职业健康监护档案管理制度，有专人负责管理档案。

（4）保障职业健康监护经费和劳动者上岗前、在岗期间、离岗时的职业健康体检和离岗后的医学观察。

46. 什么是尘肺？尘肺病的分类有哪些？

尘肺是由于在生产环境中长期吸入生产性粉尘而引起的肺弥漫性间质纤维化改变的全身性疾病。它是职业性疾病中影响面最广、危害最严重的一类疾病。目前我国将尘肺病分为12类。

（1）矽肺。由于吸入粉尘的主要成分是游离二氧化硅而引起。

（2）煤工尘肺。主要接触游离二氧化硅含量较低的煤尘所致。

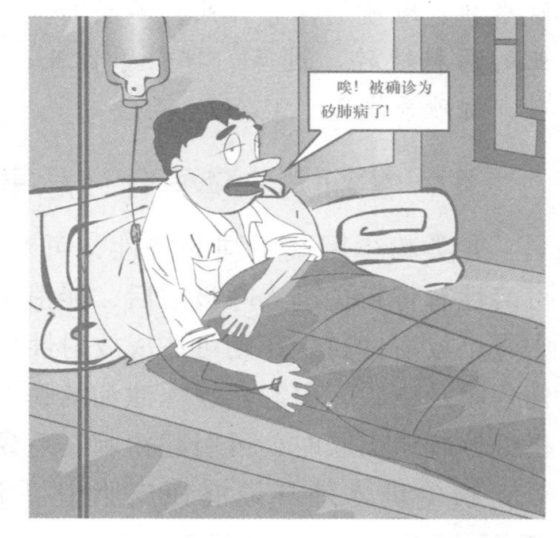

（3）石墨尘肺。接触较高浓度的石墨粉尘引起。

（4）炭黑尘肺。接触吸入炭黑粉尘引起。

（5）石棉肺。吸入石棉粉尘引起。

（6）滑石肺。吸入滑石粉尘引起。

（7）水泥尘肺。吸

入成品水泥粉尘引起。

（8）陶工尘肺。属于混合尘肺。吸入粉尘性质较杂，主要为含高岭土和一定量的游离二氧化硅粉尘。

（9）云母尘肺。接触含有一定量的游离二氧化硅、云母粉尘引起。

（10）铝尘肺。长期吸入金属铝粉或氧化铝粉尘引起。

（11）电焊工尘肺。长期吸入电焊时产生的烟尘所引起，这种烟尘成分与使用的焊条成分有关，属于混合性尘肺。

（12）铸工尘肺。吸入含游离二氧化硅量很低的黏土、石墨、石灰石、滑石等混合性粉尘引起的尘肺。

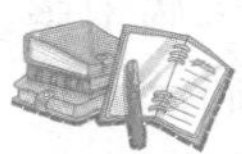

[知识学习]

矽肺是尘肺中进展最快、最为严重，也是最常见、影响面较广的一种职业病。可能发生矽肺的作业：采矿业的各种黑色、有色金属作业，以及煤、氟、硫、磷等矿山的采掘、爆破、运输、原料破碎等作业；筑路、开凿隧道、修筑工事、兴修水利、地质勘探等作业；石英加工、玻璃、陶瓷、耐火材料业的原料破碎、过筛、拌料等作业；机械制造业的翻砂、清砂、喷砂等作业。

47. 尘肺对人体有什么危害?

各类粉尘因其不同的特性，可对人体引起各种损害。如可溶性有毒粉尘进入呼吸道后，能很快被吸收溶入血液，引起中毒；放射性粉尘，则可造成放射性损伤；某些硬质粉尘可损伤角膜及结膜，引起角膜浑浊和结膜炎等。粉尘堵塞皮脂腺和机械性刺激皮肤时，可引起粉刺、毛囊炎、脓皮病及皮肤皲裂等；粉尘进入外耳道混在皮脂中可形成耳垢，从而影响听觉等。

粉尘对机体影响最大的是呼吸系统损害，包括上呼吸道炎症、肺炎（如锰尘）、肺肉芽肿（如铍尘）、肺癌（如石棉尘、砷尘）、尘肺（如二氧化硅尘等）以及其他职业性肺部疾病等。

尘肺发病工龄一般为20年左右，最短可在半年左右发病，病人常见的症状有咳嗽、咯痰、胸痛、气短及肺功能减退。很多患者最终可因肺的广泛纤维化出现呼吸衰竭或合并感染、气胸而死亡。

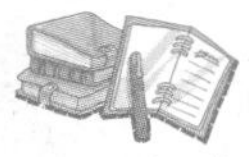

[知识学习]

尘肺主要影响肺功能，严重者会导致死亡。

48. 得了尘肺怎么办？

尘肺病人一旦确诊，应立即脱离接触有害粉尘，并做劳动能力鉴定。即根据患者全身状况、X射线诊断分期及结合肺功能代偿功能确定，安排适当工作或休息。

你得的这种病叫
尘肺病，不容易好，
回家多注意休息。
一诊室
二诊室

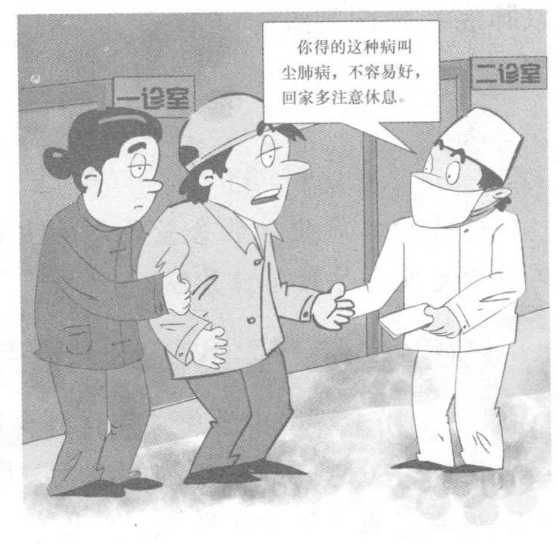

此外，应教育患者善于自我保健，戒烟、戒酒，增加营养，并进行适当的体育锻炼和治疗，改善体质、延长寿命。

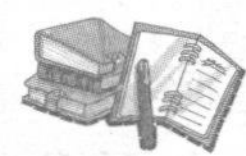

[知识学习]

尘肺确诊后一定要脱离有害粉尘接触，并且注意自我保健和锻炼，改善体质。

49. 尘肺病的轻重程度主要与什么有关?

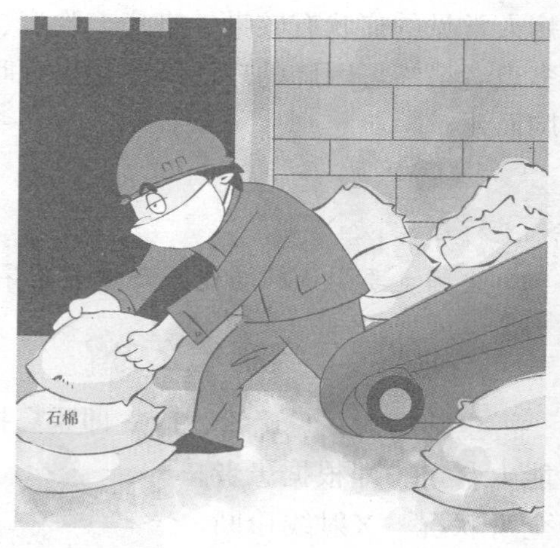

在12种尘肺病中，其病变轻重程度主要与生产性粉尘中所含二氧化硅量有关，以矽肺最严重，其他尘肺病理改变和临床表现均较轻。石棉矿和石棉加工、制品厂产生的石棉尘不仅可引起石棉肺，还可导致肺癌及恶性胸膜间皮瘤。

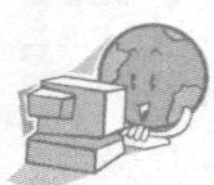

[相关链接]

粉尘中二氧化硅的含量是影响尘肺轻重程度的主要因素。石棉尘可能会导致恶性肿瘤。

50. 尘肺产生的影响因素有哪些?

（1）粉尘环境中游离二氧化硅含量。在粉尘环境中，游离二氧化硅含量越高，粉尘浓度越大，则造成的危害越大。当粉尘中游离二氧化硅含量较大且浓度很高时，人长期吸入后可在肺组织中形成矽结节。典型的矽结节由多层排列的胶原纤维构成，横断面似洋葱头状。早期矽结节中，胶原排列疏松，继而结节趋向成熟，胶原纤维可发生透明性变。随着时间的推移，矽结节增多、增大，进而融合形成团块状。在煤矿开采中，煤矿岩层往往也含有相当高的游离二氧化硅量，有时可高达40%。这些工人所接触的粉尘常为煤矽混合尘，如果长期大量吸入这类粉尘，也可引起以肺纤维化为主的疾病。

（2）接触时间。尘肺的发展是一个慢性过程，一般在持续吸入矽尘5~10年发病，有的长达5~20年或更久。但持续吸入高浓度、高游离二氧化硅含量的粉尘，经1~2年即可发病，称为“速发型尘肺”。

（3）粉尘分散度。分散度是表示粉尘颗粒大小的一个量度，以粉尘中各种颗粒直径大小的组成百分比来表示。小颗粒粉尘所占的比例越大，则分散度越大。分散度大小与尘粒在空气中的浮动和其在呼吸道中的阻留部位有密切关系，直径大于10 μm的粉尘颗粒在空气中很快沉降，即使吸入也被鼻腔鼻毛阻留，随鼻涕排出；10 μm以下的粉尘，绝大部分被上呼吸道所阻留；5 μm以下的粉尘，可进入肺泡；0.5 μm以下的粉尘，因其重力小、不易沉降，可随呼气排出，故阻留率下降；0.1 μm以下的粉尘因布朗氏运动，阻留率反而增高。

（4）机体状态。游离二氧化硅粉尘对细胞有杀伤力，是造成尘肺病变的基础。一般来说，进入呼吸道的粉尘有98%在24 h内通过各种途径排出体外，粉尘浓度过大超过机体清除能力时，滞留在肺内的量越大，病理改变也越严重。

凡有慢性呼吸道炎症者，则呼吸道的清除功能较差，呼吸系统感染尤其是肺结核，能促使矽肺病程迅速进展和加剧。此外，个体因素，如年龄、健康素质、个人卫生习惯、营养状况等，也是影响矽肺发病的重要条件。

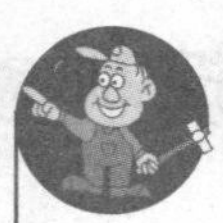
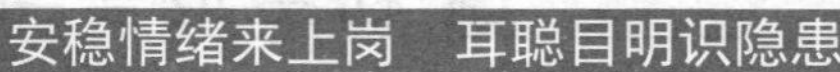

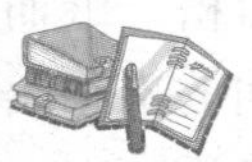

[知识学习]

尘肺产生的影响因素主要有：空气中游离二氧化硅的含量；接触时间；粉尘分散度及身体健康状况。

生产性毒物与职业中毒防治

51. 生产性毒物按其存在的形态可分为哪几类？

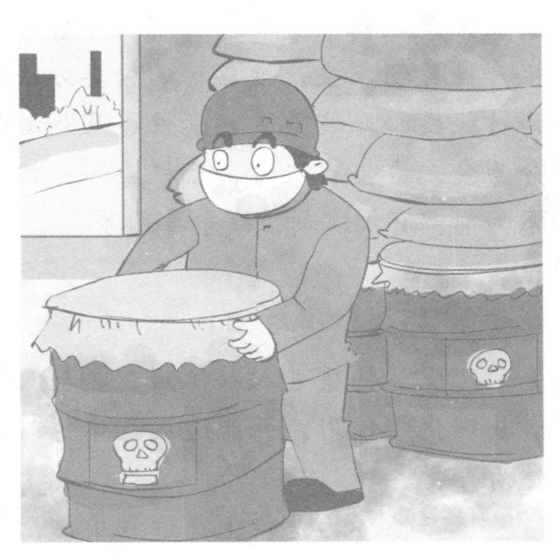

生产性毒物在生产环境中有以下几种形态：

（1）固体。如氰化钠、对硝基氯苯。

（2）液体。如苯、汽油等有机溶剂。

（3）气体。即常温、常压下呈气态的物质，如二氧化硫、氯气等。

（4）蒸气。固体升华、液体蒸发或挥发时形成蒸气，如喷漆作业中的苯、汽油、醋酸酯类等的蒸气。

（5）粉尘。能较长时间悬浮在空气中的固体微粒称作粉尘，其粒子大小多在0.1~10 μm。机械粉碎、碾磨固体物质，粉状原料、半成品或成品的混合、筛分、运送、包装过程等，都能产生大量粉尘，如炸药厂的三硝基甲苯粉尘。

（6）烟（尘）。微悬浮在空气中直径小于0.1 μm的固体微粒。某些金属熔融时产生的蒸气在空气中迅速冷凝或氧化而形成烟，如熔炼铅所产生的铅烟，熔钢铸铜时产生的氧化锌烟。

（7）雾。悬浮于空气中的液体微滴，多由于蒸气冷凝或液体喷洒形成。如喷洒农药时的药雾，喷漆时的漆雾。

（8）气溶胶。悬浮于空气中的粉尘、烟及雾，统称为气溶胶。

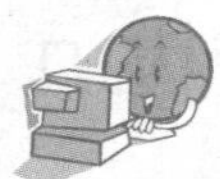

[相关链接]

生产过程中形成或应用的各种对人体有害的化学物，称为生产性毒物。生产性毒物的分类方法很多，按其生物作用可分为神经毒、血液毒、窒息性毒及刺激性毒等；按其化学性质可分为金属毒、有机毒、无机毒等；按其用途可分为农药、食品添加剂、有机溶剂、战争毒剂等。

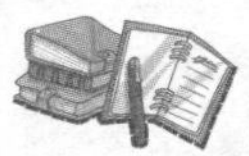

[知识学习]

凡少量物质进入人体后，能与人体的机体组织发生化学或者物理化学作用，并能造成机体暂时性或永久性病理状态者，称为毒物。

生产性毒物是指生产过程中使用、产生并能引起人体损害的化学物质。

52. 生产劳动中人体与毒物接触的机会有哪些?

生产劳动过程中，主要有以下一些生产操作可能接触到毒物：

（1）原料的开采和提炼。在开采过程中可形成粉尘或逸散出蒸气，如锰矿中的锰粉、汞矿中的汞蒸气；冶炼金属过程中产生大量的蒸气和烟，如炼铅等。

（2）材料的搬运和贮藏。固态材料产生的粉尘，如有机磷农药；液态有毒物质包装泄漏，如苯的氨基、硝基化合物；贮存气态毒物的钢瓶泄漏，如氯气等。

（3）材料加工。原材料的粉碎、筛选、配料，手工加料时导致的粉尘飞扬及蒸气的逸出，不仅污染操作者的身体和环境，还可成为二次毒源。

（4）化学反应。某些化学反应如果控制不当，可发生意外事故。如放热产气反应过快可发生“冒锅”，使物料喷出反应釜；易燃易爆物质反应控制不当可发生爆炸，反应过程中释放出有毒气体等。

（5）操作。成品、中间体或残余物料出料，物料输送管道或出料口发生堵塞工人进行处理（如成品的烘干、包装）时，以及检修设备时，都可能有粉尘和有毒蒸气逸散。

（6）生产中应用。在农业生产中喷洒杀虫剂，喷漆中使用苯作稀释剂，矿山掘进作业使用炸药等，用法不当就会造成污染。

（7）其他。有些作业虽未使用有毒物质，但在特定情况下也可接触到毒物以致发生中毒，如进入地窖、废巷道或地下污水井时发生硫化氢中毒等。

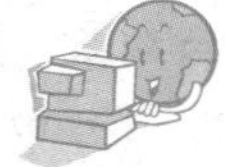

[相关链接]

接触生产性毒物的机会是相当多的，情况也比较复杂，平时必须对毒物的特性及生产条件有所了解，才能有效地加以预防。

53. 生产性毒物经过哪些途径进入人体?

生产性毒物进入人体的途径主要有三条：

（1）呼吸道。呼吸道是最常见和主要的途径。凡是呈气

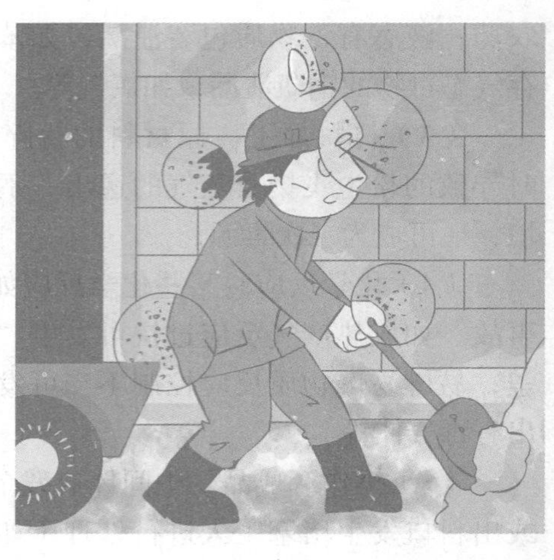

体、蒸气、粉尘、烟、雾形态存在的生产性毒物，在防护不当的情况下，均可经呼吸道侵入人体。人体的整个呼吸道都能吸收毒物。

（2）皮肤。皮肤是某些毒物吸收进入人体的途径之一。毒物可通过无损伤皮肤的毛孔、皮脂腺、汗腺被吸收入血液。

（3）消化道。在生产环境中，单纯从消化道吸收而引起中毒的机会比较少见，往往是由于手被毒物污染后，用污染的手直接拿食物而造成毒物随食物进入消化道。

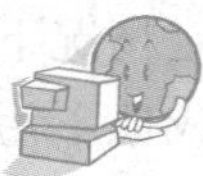

[相关链接]

能经皮肤进入血液的毒物有三类：

（1）能溶于脂肪及类脂质的物质。主要是芳香族的硝基、氨基化合物，金属有机铅化合物等。其次为苯、甲苯、二甲苯、氯化烃类、醇类，也可以被皮肤吸收一部分。

（2）能与皮肤中的脂酸根结合的物质。如汞及汞盐、砷的氧化物及盐类。

（3）具有腐蚀性的物质。如强酸、强碱、酚类及黄磷等。

54. 毒物对人体有什么主要危害？

（1）局部刺激和腐蚀作用。如强酸（硫酸、硝酸）、强碱（氢氧化钠、氢氧化钾）等，可直接腐蚀皮肤和黏膜。

（2）阻止氧的吸收、运输和利用。如一氧化碳吸入后很快与血红蛋白结合，而影响血红蛋白运送氧气；刺激性气体和氯气吸入后可形成肺水肿，妨碍肺泡的气体交换，使之不能吸收氧气；惰性气体或毒性较小的气体，如氮气、甲烷、二氧化碳，可由于在空气中降低氧分压而造成窒息。

进入有一氧化碳气体的环境要正确使用防护用品，防止中毒。

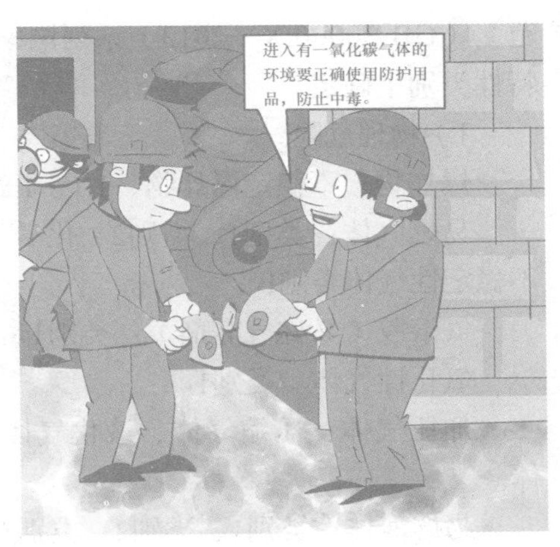

（3）改变机体的免疫功能。毒物会干扰机体免疫功能，致使机体免疫功能低下，对某些疾病易感性增强。

（4）机体酶系统的活性受到抑制。

（5）“三致”。即致癌、致畸、致突变作用。

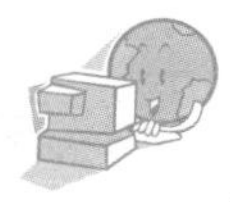

[相关链接]

化学物质的毒性程度可分为四种：绝对毒性、相对毒性、有效毒性和急性毒作用。

55. 什么是危险化学品和剧毒化学品?

（1）危险化学品。危险化学品是指具有毒害、腐蚀、爆炸、燃烧、助燃等性质，对人体、设施、环境具有危害的剧毒化学品和其他化学品。

确定原则：危险化学品的品种依据《化学品分类和标签规

范》（GB 30000.X—2013）系列国家标准，从下列危险和危害特性类别中确定。

1）物理危险

爆炸物：不稳定爆炸物、1.1、1.2、1.3、1.4。

易燃气体：类别1、类别2、化学不稳定性气体类别A、化学不稳定性气体类别B。

气溶胶（又称气雾剂）：类别1。

氧化性气体：类别1。

加压气体：压缩气体、液化气体、冷冻液化气体、溶解气体。

易燃液体：类别1、类别2、类别3。

易燃固体：类别1、类别2。

自反应物质和混合物：A型、B型、C型、D型、E型。

自燃液体：类别1。

自燃固体：类别1。

自热物质和混合物：类别1、类别2。

遇水放出易燃气体的物质和混合物：类别1、类别2、类别3。

氧化性液体：类别1、类别2、类别3。

氧化性固体：类别1、类别2、类别3。

有机过氧化物：A型、B型、C型、D型、E型、F型。

金属腐蚀物：类别1。

2）健康危害

急性毒性：类别1、类别2、类别3。

皮肤腐蚀/刺激：类别1A、类别1B、类别1C、类别2。

严重眼损伤/眼刺激：类别1、类别2A、类别2B。

呼吸道或皮肤致敏：呼吸道致敏物1A、呼吸道致敏物1B、皮肤致敏物1A、皮肤致敏物1B。

生殖细胞致突变性：类别1A、类别1B、类别2。

致癌性：类别1A、类别1B、类别2。

生殖毒性：类别1A、类别1B、类别2、附加类别。

特异性靶器官毒性——一次接触：类别1、类别2、类别3。

特异性靶器官毒性—反复接触：类别1、类别2。

吸入危害：类别1。

3）环境危害

危害水生环境—急性危害：类别1、类别2；危害水生环境—长期危害：类别1、类别2、类别3。

危害臭氧层：类别1。

（2）剧毒化学品。剧毒化学品是指具有剧烈急性毒性危害的化学品，包括人工合成的化学品及其混合物和天然毒素，还包括具有急性毒性易造成公共安全危害的化学品。

剧烈急性毒性判定界限：急性毒性类别1。即满足下列条件之一：大鼠实验，经口LD_{50}≤5 mg/kg，经皮LD_{50}≤50 mg/kg，吸入（4 h）LD_{50}≤100 mL/m^3（气体）或0.5 mg/L（蒸气）或0.05 mg/L（尘、雾）。经皮LD_{50}的实验数据，也可使用兔实验数据。

上述的类别是指分类，危险化学品的分类采用了《化学品分类和标签规范》（GB 30000.X—2013）系列国家标准。

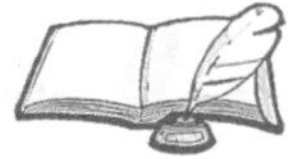

[法律提示]

按照《危险化学品安全管理条例》（国务院令第591号）有关规定，安全监管总局会同工业和信息化部、公安部、环境保护部、交通运输部、农业部、国家卫生计生委、质检总局、铁路局、民航局制定了《危险化学品目录（2015版）》，于2015年

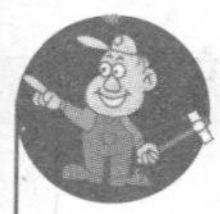

2月27日公布，2015年5月1日起实施。《危险化学品名录（2002版）》（原国家安全生产监督管理局公告2003年第1号）、《剧毒化学品目录（2002年版）》（原国家安全生产监督管理局等8部门公告2003年第2号）同时予以废止。

56. 职业中毒如何分类?

毒物引起的全身性疾病，称为中毒。由工业上使用的化学毒物引起的中毒，称为职业中毒。职业中毒分为三种类型：

（1）急性中毒。急性中毒是指一次短时间的，如几秒乃至数小时的经皮肤吸收或呼吸道吸入；经口时，则指一次的摄入量或一次服用剂量所引起的中毒。

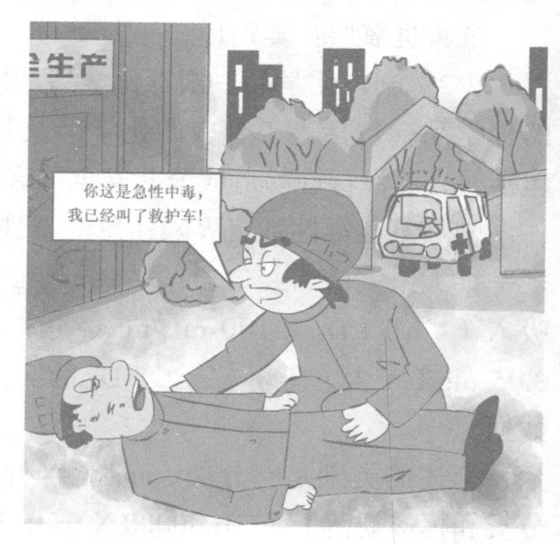

（2）慢性中毒。慢性中毒是指长时间的，如吸入、经皮肤侵入或经口摄入数月或数年引起的中毒。

（3）亚急性中毒。介于急性与慢性中毒之间的，称为亚急性中毒。

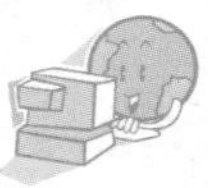

[相关链接]

急性中毒和慢性中毒，不仅与毒物的浓度（摄入量）有关系，还与作用于机体的作用有关系。如苯在急性中毒时主要作用于中枢神经系统，而慢性中毒时主要表现在造血系统方面病变。

57. 常见的职业中毒分为哪几类?

常见的职业中毒按化学物质的种类、用途和毒作用，可分为以下几类：

（1）金属中毒。金属，特别是重金属，侵入人体后，达到一定浓度均可产生毒性作用。

（2）刺激性气体中毒。氨、氯、二氧化硫、光气等气体主要引起急性中毒，出现急性支气管炎、化学性肺炎和肺水肿。

（3）窒息性毒物中毒。一氧化碳、硫化氢、氰化物、二氧化碳等中毒，可引起缺氧而发生昏迷。

（4）有机溶剂中毒。醇类、酯类、芳烃类等，具有脂溶性，亲神经，主要有麻醉作用。

（5）苯的氨基、硝基化合物中毒。苯胺、硝基苯等可使血红蛋白氧化成高铁血红蛋白。由于高铁血红蛋白能显示青紫色并且不能携带氧，从而出现发绀和缺氧。

（6）杀虫剂等农药中毒。很多杀虫剂，特别是有机杀虫剂，如有机磷杀虫剂、氨基甲酸酯等杀虫剂，主要作用于中枢神经系统，中毒可发生昏迷、抽搐。

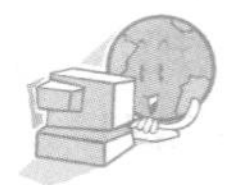

[相关链接]

急性中毒有以下几种发病规律：

（1）急性中毒可影响多人。

（2）急性中毒与毒物的理化性质有关。

（3）急性中毒与毒物的浓度有关。

58. 职业性危害因素的控制应采取哪些综合措施?

（1）依法管理，严格执行《中华人民共和国职业病防治法》和国家、地方、行业颁布的有关法规条例，根据单位情况制定安全管理制度和规程。

这里招人吗？
这里的工作有粉尘污染，你能接受吗？

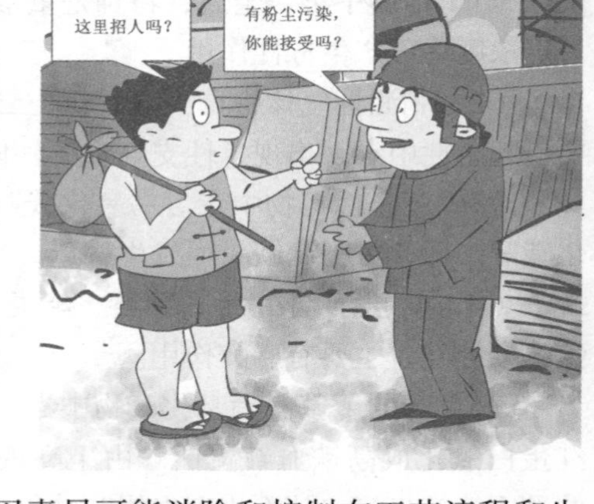

（2）控制危害源头，严格执行“三同时”管理。

（3）采用有效的工艺技术措施，将有害因素尽可能消除和控制在工艺流程和生产设备中，做到清洁生产。

（4）对目前技术和经济条件尚不能完全控制的职业危害，要采取有针对性的卫生保健和个人防护措施，加强安全教育。

（5）生产中使用的有毒原材料、辅助材料，应按照规定申报、登记、注册，详细记录该物质的标志、理化性质、毒性、危害、防护措施、急救预案等。

（6）生产过程中的职业危害和防护要求应告知接触者，提高其自身保护能力。

（7）为劳动者创造安全舒适的作业环境，减少心理紧张和生理损害。

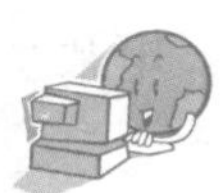

[相关链接]

职业危害因素的控制是“三级预防”中的第一级预防，旨在从根本上消除和控制职业病危害的发生。

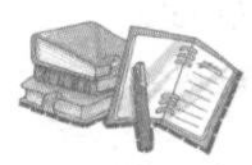

[知识学习]

职业病的“三级预防”是指：从根本上消除或控制职业危害因素（第一级预防）；及早发现轻微病损，采取防治措施（第二级预防）；对患者做出正确诊断，及时处理（第三级预防）。

59. 刺激性气体分为哪几种?

刺激性气体是指对眼、呼吸道黏膜和皮肤具有刺激作用的一类有害气体。吸入高浓度刺激性气体后导致的急性呼吸功能衰竭，是刺激性气体所致最严重的危害和职业病常见的急症之一。

（1）无机酸类。硫酸、硝酸、盐酸等。

（2）成酸氧化物。二氧化硫、三氧化硫、二氧化氮、铬酐等。

（3）成酸氰化物。氟化氢、氯化氢、溴化氢、硫化氢等。

（4）成碱氢化物。氨。

（5）卤族元素。氟、氯、溴、碘。

（6）卤烃。溴甲烷、二氯甲烷、二氯乙烷、二溴乙烷等。

（7）无机氯化物。二氯化矾、三氯化磷、五氯化磷、三氯氧磷、三氯化砷、三氯化锑、光气、四氯化硅等。

（8）醇类。氯乙醇、二氯乙醇等。

（9）醛类。甲醛、乙醛、丙烯醛等。

（10）有机酸类。甲酸、乙酸、丙烯酸、氯磺酸、苯二甲酸等。

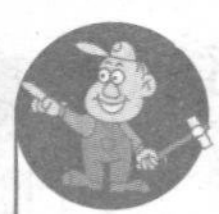

（11）酯类。甲酸甲酯、乙酸乙酯、硫酸二甲酯、甲苯二异氰酸酯等。

（12）醚类。乙醚、二氯乙醚。

（13）胺类。乙二胺、丁胺、二乙烯三胺等。

（14）有机氟类。有机氟塑料热解气、全氟异丁烯等。

（15）环氧化物。环氧乙烷、环氧丙烷、环氧氯丙烷等。

（16）其他。如汽油、磷化氢等。

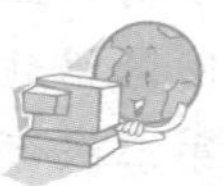

[相关链接]

刺激性气体大多是化学工业的重要原料、产品和副产品，多数具有腐蚀性。在生产过程中常因设备、管道被腐蚀而发生“跑、冒、滴、漏”现象，外溢的气体通过呼吸道进入人体可造成中毒事故。这种事故一旦发生，往往情况紧急，波及面广，危害较大。

60. 刺激性气体对人体的危害有哪些?

刺激性气体对人体的危害，临床上可分为急性和慢性。工业生产以急性中毒较为常见。

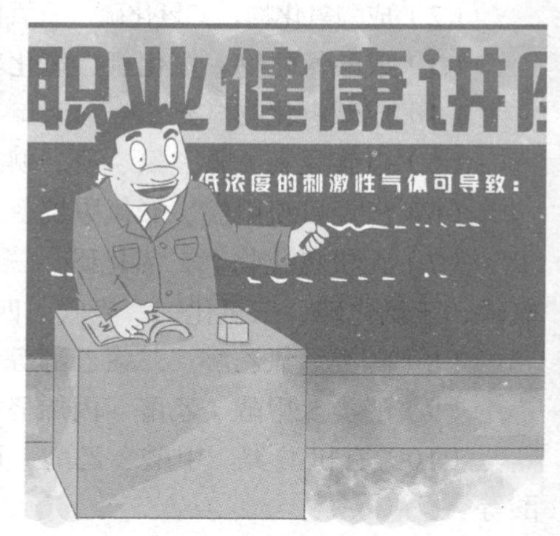

（1）急性中毒。如眼及上呼吸道黏膜的刺激症状，喉部痉挛和水肿，化学性气管炎、支气管炎及肺炎，中毒性肺水肿，皮肤损害等，严重时可导致心、

肾损害。

（2）慢性影响。长期接触低浓度的刺激性气体，可发生慢性结肠炎、鼻炎、支气管炎、牙齿酸蚀症，并可伴有神经衰弱综合征及消化道症状。有些刺激性气体还有致敏作用，如氯、二异氰酸甲苯酯可引起支气管哮喘，甲醛可致过敏性皮炎等。

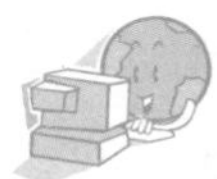

[相关链接]

刺激性气体主要对呼吸道黏膜和肺组织产生刺激和灼烧作用，引起一系列变化。其中，化学性肺水肿是对呼吸功能的严重损伤，发生中毒后，现场抢救应注意预防和治疗肺水肿，防止继发性感染。

61. 窒息性气体作用于人体的特点是什么？

窒息性气体是以气态吸入而引起组织窒息的一类有害气体。其被人体吸入后，可使氧的供给、摄取、运输和利用发生障碍，使全身组织细胞得不到或不能利用氧，从而导致组织细胞缺氧窒息。

窒息性气体是工农业生产中常见的有害气体，可分为单纯性和化学性两类。

单纯性气体（如氮气、甲烷、二氧化碳、水蒸气等）本身无毒性，但因它们在空气中含量高，使氧的相对含量大大降低，随之动脉血氧分压下降，导致机体缺氧；化学性气体（如一氧化碳、氰化物、硫化氢等）使氧的运送和组织用氧的功能发生障碍，造成全身组织缺氧。脑对缺氧最为敏感，所以窒息性气体中毒主要表现为中枢神经系统缺氧的一系列症状，如头晕、头痛、烦躁不安、定向力障碍、呕吐、嗜睡、昏迷、抽搐等。

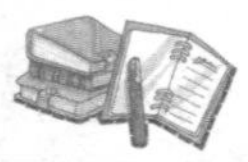

[知识学习]

窒息性气体中毒临床表现以中枢神经系统缺氧症状为主，其治疗的关键在于纠正缺氧，给予高压氧治疗。此外，根据不同类型气体的致病性，宜选择相应的治疗物，如细胞色素C、亚硝酸钠—硫代硫酸钠、亚甲蓝等。

62. 如何预防窒息性气体对人体的危害?

经常测定作业环境中窒息性气体浓度，维修管道防止漏气；产生窒息性气体的生产过程要密封并有通风设施；在较危险的区域安装自动报警仪；凡进入危险区工作时须戴防毒面具，操作后应立即离开，并适当休息；作业时最好多人同时工作，便于发生意外时自救、互救。

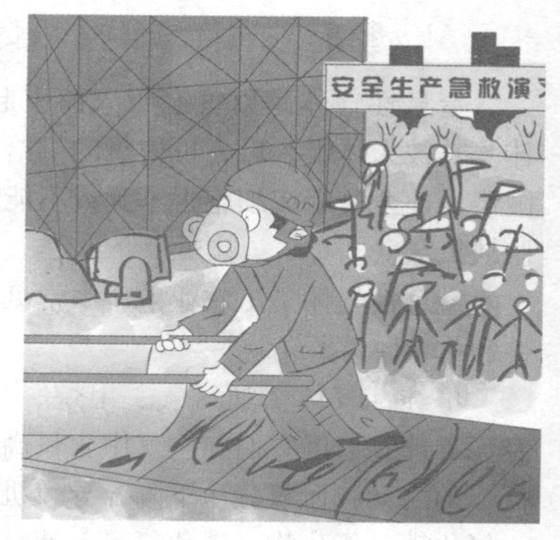

加强安全教育，普及预防窒息性气体中毒和急救的知识，一旦发现中毒者应立即将其移到空气新鲜处，并注意给患者保暖，尽快送患者到医院抢救。

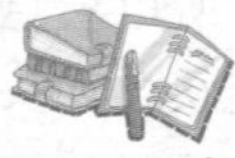

[知识学习]

凡有明显神经系统疾病、心血管系统疾病、严重贫血的人，以及妊娠妇女、未成年人和老人，均不宜在有窒息性气体存在的作业环境中工作。

63. 什么是高分子化合物?

高分子化合物实际上就是相对分子质量大的化合物，凡是相对分子质量高达数千至数百万，由千百个原子以共价键相互连接而成的物质，都属于高分子化合物。高分子化合物都是由许多结构相同的单体经聚合或缩合而成的大分子物质，如聚乙烯塑料是由许多乙烯单体聚合而成，酚醛树脂是由苯酚与甲醛缩聚而成。

高分子化合物有许多优异性能，如高强度、耐腐蚀、绝缘性能好、质量小、成品无毒或毒性小等，因而广泛应用于工农业、国防工业、医药和生活用品等方面。

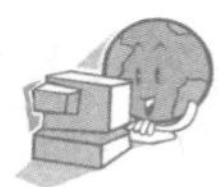

[相关链接]

生产高分子化合物的基本原料有煤焦油、天然气和石油裂解气等，以石油裂解气应用最多，主要有不饱和烯烃和芳香烃类化合物（如乙烯、丙烯、丁二烯、苯、甲苯、二甲苯等）。生产中常用的单体多为不饱和烯烃、芳香烃及其卤代化合物、氰类、二醇和二胺类化合物，这些化合物多数对人体健康有影响。

64. 高分子化合物对人体的危害有哪些?

高分子化合物的成品毒性很小，对人体基本无危害，它的毒性主要取决于所含游离单体的种类和量，及所用添加剂的毒性，如酚醛树脂遇热可游离出甲醛和苯酚，而后两者都对皮肤具有原发刺激作用。

塑料中的稳定剂有机锡、铅盐等，环氧树脂的固化剂乙二胺，合成橡胶的引发剂偶氮二异丁腈等，均对人体有危害。此外，添加剂与高分子化合物的内部成分逐步游离至表面，通过污染食品、水或皮肤接触，也可引起危害。

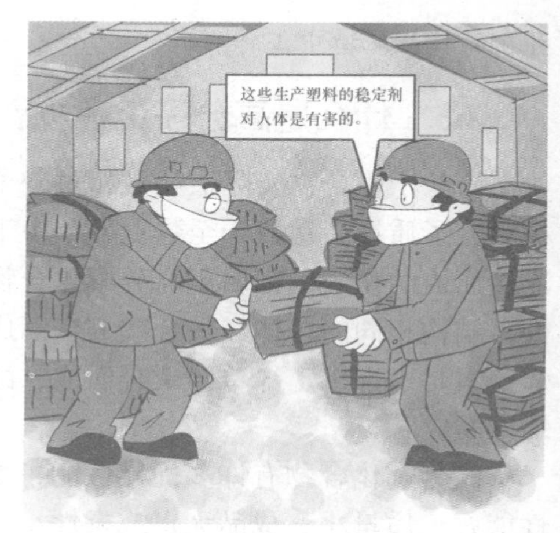

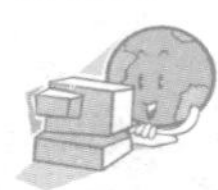

[相关链接]

高分子化合物本身对人无毒或毒性很小，但高分子化合物的粉尘，如聚氯乙烯粉尘，吸入后可致肺轻度纤维化。某些高分子化合物粉尘可致上呼吸道黏膜刺激症状。酚醛树脂、环氧树脂等对皮肤有原发性刺激或致敏作用。

65. 毒物危害的监督要点有哪些？

（1）杜绝“跑、冒、滴、漏”是监督的一大重点。

（2）采取通风排毒措施。

（3）配备防毒口罩、防毒面具、手套等个人防护用品。

（4）严禁违法倾倒或排出有毒物质。

（5）根据毒物的毒性和防护措施等，制定体格检查项目、周期，配备必需的急救设备。

（6）组织从业人员安全生产教育，学习自救互救知识。

（7）尽量消除或者替代毒物在生产中的接触机会。

（8）凡化学物品均须写明品名、毒性级别，并放在特定的、醒目的位置，不得任意乱放。

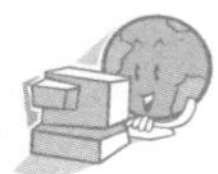

[相关链接]

易产生酸碱灼伤的岗位要设洗眼器和淋浴器，常备有弱酸、弱碱溶液，如3%硼酸液和5%碳酸氢钠溶液。

物理因素职业病及其防护

66. 生产性噪声主要来源于哪里？

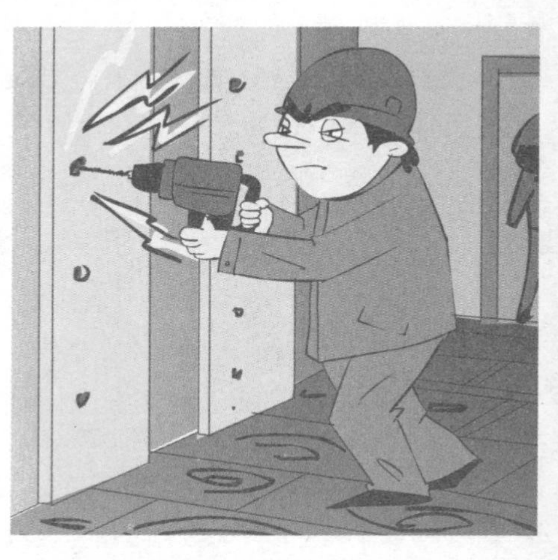

在生产过程中产生的一切声音都称为生产性噪声。生产性噪声按其声音的来源大致可分为以下几种：

（1）机械性噪声。由于机器转动、摩擦、撞击而产生的噪声，如各种车床、纺织机、凿岩机、轧钢机、球磨机等机械所发出的声音。

（2）空气动力性噪声。由于气体体积突然发生变化引起压力突变或气体中有涡流，引起气体分子扰动而产生的噪声，如鼓风机、通风机、空气压缩机、燃气轮机等发出的声音。

（3）电磁性噪声。由于电机中交变力相互作用而产生的噪声，如发电机、变压器、电动机所发出的声音。

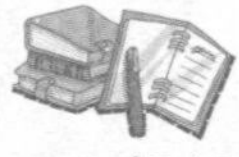

[知识学习]

根据物理学的观点，各种不同频率、不同强度的声音杂乱无规律地组合，波形呈无规则变化的声音称为噪声，如机器的轰鸣等。从生理学的观点来看，凡是使人厌倦的、不需要的声音都是噪声。比如对于正在睡觉或学习和思考问题的人来说，即使是音乐，也会使人感到厌烦而成为噪声。

67. 噪声有哪些危害?

噪声对人体的影响是全身性的、多方面的。噪声的困扰妨碍正常的工作和休息，在噪声环境中工作，容易感觉疲乏、烦躁，造成注意力不集中、反应迟钝、准确性降低，直接影响作业能力和效率。如电话交换台的噪声从40 dB提高到50 dB，错误率增加将近50%。由于噪声掩盖了作业场所的危险信号或警报，往往造成工伤事故的发生。长期接触强烈噪声会对人体产生如下有害影响：

（1）听力系统。噪声的有害作用主要是对听力系统的损害。噪声作用初期，听阈可暂时性升高，听力下降，这是保护性反应；强噪声作用下，可导致永久性听力下降，内耳感音细胞遭损伤，引起噪声性耳聋；极强噪声可导致听力器官发生急性外伤，即爆震性耳聋。

（2）神经系统。长期接触噪声可导致大脑皮层兴奋和抑制功能的平衡失调，出现头痛、头晕、心悸、耳鸣、疲劳、睡眠障碍、记忆力减退、情绪不稳定、易怒等。

（3）其他系统。长期接触噪声可引起其他系统的应激反应，如可导致心血管系统疾病加重，引起肠胃功能紊乱等。

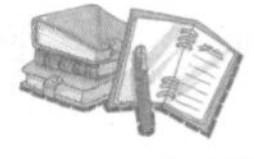

[知识学习]

从卫生学角度，50~300 Hz的低频噪声危害最小，300~2 000 Hz的中频噪声危害中等，2 000~8 000 Hz的高频噪声危害最大。噪声强度超过90 dB时，频率的意义已不大。

68. 如何控制生产性噪声?

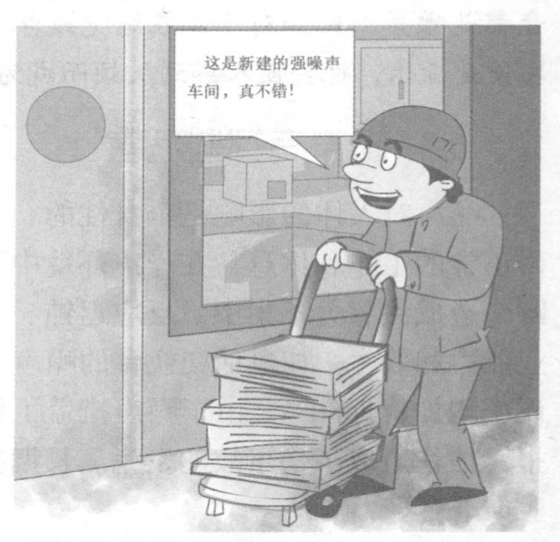

（1）消除或降低声源的噪声，使其符合噪声卫生标准。

（2）消除或减少噪声传播，从传播途径上控制噪声，主要是阻断和屏蔽声波的传播。

具体措施有：企业总体设计布局要合理，强噪声车间要与一般车间以及职工生活区分开；车间内强噪声设备与一般生产设备分开；利用屏蔽阻止噪声传播，如隔声罩、隔声板、隔声墙等隔离噪声源，强噪声作业场所要设置隔声屏；利用吸声材料装饰车间墙壁或悬挂在车间里，以吸收声能。

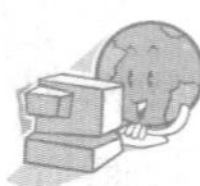

[相关链接]

预防噪声的卫生保健措施有以下几个方面：

（1）加强个人防护是防止噪声性耳聋简单而易行的重要措施，个人防护用品有防声耳罩、耳塞、帽盔。

（2）加强听力保护与健康监护，定期对工人进行健康检查，重点查听力，对高频听力下降超过15 dB者，应采取保护措施。就业前进行保健检查，以发现职业禁忌证。

（3）合理安排劳动与休息，实行工间休息制度，休息时要离开噪声源。

（4）监测车间噪声，鉴定噪声控制措施的效果，监督噪声卫生标准执行情况。

（5）为保护噪声作业工人的健康，就业前必须进行健康检查。这是预防噪声危害的重要保护措施之一。

69. 生产性振动如何分类？

生产性振动的分类情况如下：

（1）按振动作用于人体的部位分为局部振动和全身振动。

（2）按振动方向分为垂直振动和水平振动。

（3）按振动的波形分为正弦振动、复合周期振动、复合振动、随机振动、冲击振动和瞬变振动。

（4）按振动频率分类：1 Hz以下的振动为全身振动，可以引起运动病；1~100 Hz的振动既可以引起全身振动，也可以引起局部振动；而500~1 000 Hz的振动，则以局部振动作用为主，可引起局部振动病。

（5）按接触振动的方式分为连续振动和间断接触振动。

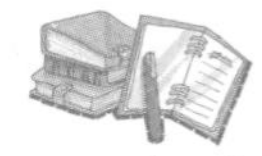

[知识学习]

振动是物体以中心为基准，在外力的作用下做往复运动的现象。在生产过程中，由机器转动、撞击或车船行驶等产生的振动为生产性振动。在生产中经常接触到的振动源有：

（1）风动工具。如铆钉机、凿岩机、风铲、风钻、捣固机等。

（2）电动工具。如电钻、电锤、电锯、砂轮等。

（3）运输工具。如汽车、火车、飞机、轮船、摩托车等。

（4）农业机械。如拖拉机、脱粒机、收割机等。

70. 生产性振动的主要危害有哪些?

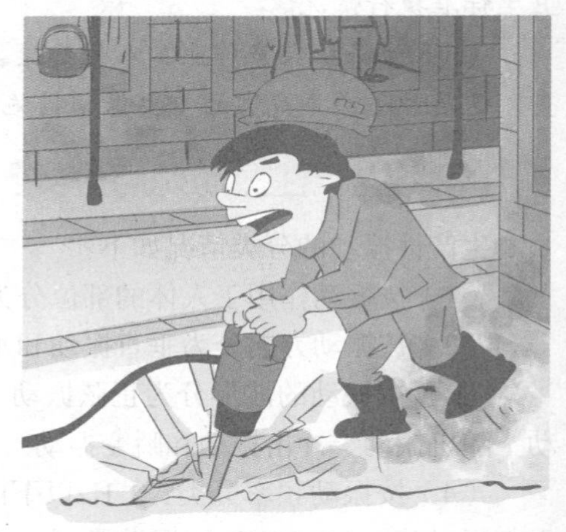

一般人体手部接触的振动都属于局部振动，局部振动能引起中枢及周围神经系统的功能改变，表现为条件反射受抑、条件反射潜伏期延长。生产性振动作用可使人体对振动的敏感性减弱或消失，痛觉与触觉也发生改变；振动对植物神经系统的作用表现为组织营养改变、手指毛细血管痉挛、指甲易碎等。

振幅大而又有冲击力的生产性振动，往往可引起骨、关节改变，主要表现有脱钙、部分骨硬化、内生骨疣、局限性骨质增生或变形性关节炎。

局部振动可引起中枢及周围神经系统的功能改变。大振幅有冲击力的振动可以引起骨、关节的改变。

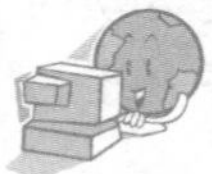

[相关链接]

振动病是长期接触生产性振动所引起的职业性危害，包括局部振动病和全身振动病。

局部振动病是由于局部肢体（主要为手）长期接受强烈振动而引起的，以肢端血管痉挛、上肢周围神经末梢感觉障碍及骨关节骨质改变为主要表现的职业病。

全身振动除对前庭功能造成影响，出现协调性降低的表现，还可引起植物神经症状及内脏移位，对于孕妇可能引起流产。

71. 防止振动对人体危害的常规措施有哪些?

预防振动的危害应从工艺改革入手：在可能的条件下，以液压、焊接、黏结等新工艺代替铆接；改进风动工具，采用减振装置，设计自动或半自动式操纵装置，减少手及肢体直接接触振动体；工具把手设缓冲装置；改进压缩空气的出口方位，防止工人受冷风吹袭。对振动作业工人应发放双层衬垫无指手套或衬垫泡沫塑料的无指手套，以减振保暖。

建立合理的劳动制度，按接触振动的强度和频率，订立工间休息及定期轮换制度，并对日接触振动的时间给予一定限制。

此外，于就业前和工作后要定期组织体检，以便及时发现和处理受振动损伤的作业人员。

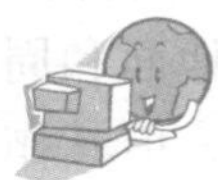

[相关链接]

防止振动对人体危害的常规措施主要包括：工艺改革、改善工人的工作环境、缩短每日接触振动的时间和定期的检查。

72. 高温作业分为哪几类?

高温作业是指在高气温或高温、高湿或强热辐射条件下进行的作业，通常分为三种类型：

（1）高温、热辐射作业。这些生产场所的气象特点是气温高、热辐射强度大，而相对湿度较低，形成干热环境。如冶金工业的炼焦、炼铁、轧钢等车间；机械制造工业的铸造、锻造、热处理等车间；搪瓷、玻璃、砖瓦等工业的窑炉车间；火

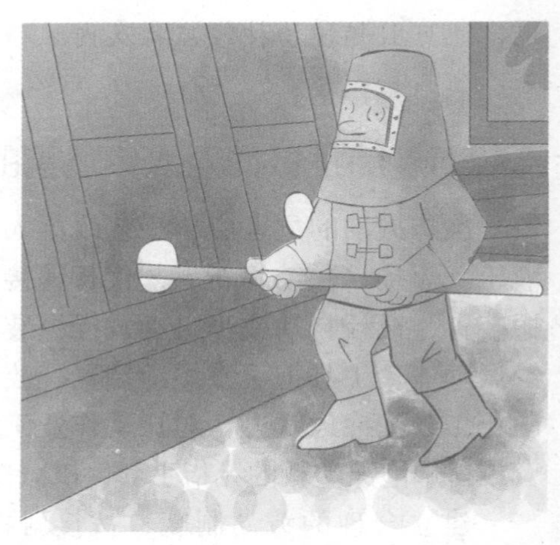

力发电厂和锅炉房等。

（2）高温、高湿作业。这种场所的气象特点是气温高、湿度高，而热辐射强度不大，主要是由于生产过程中产生大量水蒸气或生产上要求车间内保持较高的相对湿度所致。如印染、缫丝、造纸等工业中液体加热或蒸煮时，车间气温可达35℃以上，相对湿度常高达90%以上。潮湿的矿井内气温可达30℃以上，相对湿度达95%以上，如通风不良就会形成高温、高湿和低气流的气象条件，即湿热环境。

（3）夏季露天作业。夏季在农田劳动、建筑、搬运等露天作业中，除受太阳的辐射作用外，还要接收被加热的地面和周围物体放出的辐射线。露天作业中的热辐射强度较低，但其作业的持续时间较长，加之中午前后气温升高，形成高温、热辐射的作业环境。

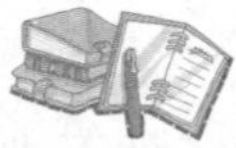

[知识学习]

中暑是高温环境下发生的一类疾病的总称。中暑的发生与周围环境温度有密切关系，一般当气温超过人体表面温度时，即有发生中暑的可能。但高温不是唯一的致病因素，生产场所的其他气象条件，如湿度、气流和热辐射也与中暑有直接关系。

73. 高温作业主要对机体哪些方面产生影响?

（1）会使体表丧失散热作用，造成体温调节紊乱。

（2）对水和电解质平衡与代谢的影响。大量出汗会使体内各种物质流失严重。

（3）对人体循环系统的影响。高温作业造成皮肤血管扩张，大量血液流向体表，使体内温度容易向外发散。

（4）对消化系统的不利影响。高温作业时，胃肠道活动出现抑制反应，消化液分泌减弱，胃液酸度降低。

（5）对神经系统影响严重。高温作业易引起作业人员的注意力、肌肉工作能力、动作准确性和协调性以及反应速度降低，极易造成工伤事故。

（6）会使尿液浓缩，增加肾功能负担，对泌尿系统影响严重。

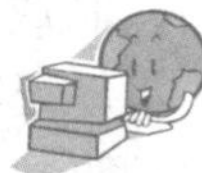

[相关链接]

中暑按发病机理可分为热射病、日射病、热衰竭和热痉挛四种类型。

74. 高温危害控制主要有哪些手段?

从改进生产工艺过程入手，采用先进技术，实行机械化和自动化生产，从根本上改善劳动条件，减少或避免工人在高温或强热辐射环境下劳动，同时也减轻了劳动强度。如冶金车间的自动投料、自动出渣运渣，制砖场的自动生产线等。

在进行工艺设计时，应设法将热源合理布置，将其放在车间外面或远离工人操作地点。对于采用热压为主的自然通风，热源应布置在天窗下面。采用穿堂风通风的厂房，应将热源放

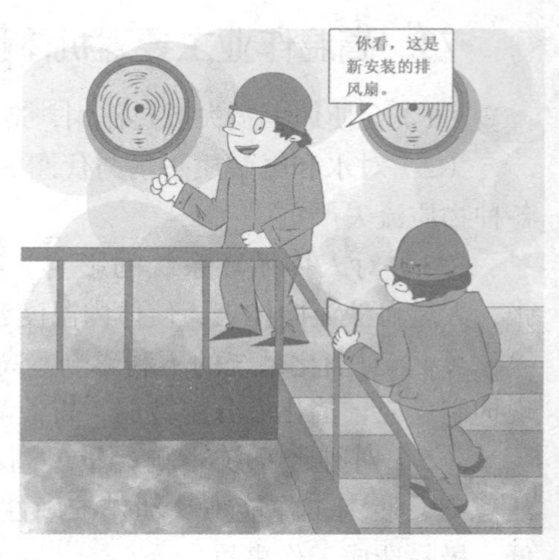

在主导风的下风侧，使进入厂房的空气先经过工人的操作地带，然后经过热源位置排出。

隔热是减少热辐射的一种简便有效的方法。对于现有设备中不能移动的热源和工艺要求不能远离操作带的热源，应设法采用隔热措施。如利用流动水吸走热量是吸收炉口辐射热较理想的方法，可采用循环水炉门、瀑布水幕、水箱、钢板流水等；也可利用导热系数小、导热性能差的材料，如炉渣、草灰、硅藻土、石棉、玻璃纤维等，制成隔热板或直接包裹在炉壁和管道外侧，达到隔热的目的。缺乏水源的工厂以及小型企业和乡镇企业，更适合于采用这种隔热方式。

通风是改善作业环境最常用的方法，有自然通风和机械通风两种方式。自然通风是利用车间内外的热压和风压，使室内外空气进行交换。但是，高温车间仅靠这种方式是不够的。在散热量大、热源分散的高温车间，1 h内需换气30~50次才能使余热及时排出。因此，必须把进风口和排风口安排得十分合理，使其发挥最大的效能。

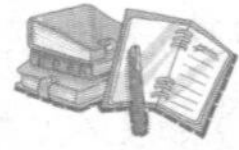

[知识学习]

预防中暑的方法：在高温环境下从事体力劳动的工人，在劳动前和劳动期间应注意休息、饮水，每日摄盐15 g左右；除了在热适应的头几天外，过量的盐负荷是有害的，因为会导致钾丢失；气温特高时，可更改作息时间，早出工、晚收工而延长午休时间，以免因出汗过多，血容量减少而影响散热；在工作现场要增加通风降温设备。

75. 什么是射频辐射？

射频辐射也称无线电波，是指波长范围为1 mm~3 km、频率为100 kHz~300 GHz的电磁波，包括高频电磁场和微波。高频电磁场按波长可分为长波、中波、短波和超短波，微波分为分米波、厘米波和毫米波。

高频电流周围发生的交变电磁场可以按照它的波长的1/6为界，相对地划分为近场区（感应场）及远场区（辐射场）两个作用带。在感应场区内，对人体的影响主要是电磁场的作用，在此区间内电场与磁场的强度大小没有一定的比例关系，在实际工作中要分别测定电场强度和磁场强度。当高频振荡电波的频率高达300 MHz以上时，工作人员都处在辐射场区内，受到的是辐射波能的影响。这种波长小于1 m的电磁波称为微波，其强度以功率密度（$\mu W/cm^2$)来表示。

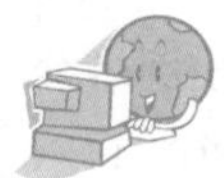

[相关链接]

辐射是一种自然现象，我们时刻都处在辐射环境中，辐射已经成为当今社会的又一大污染源。

76. 射频辐射对人体的危害主要有哪些方面？

强度较大的无线电波对机体的主要作用是引起中枢神经和植物神经系统的功能障碍，主要症状为神经衰弱综合征，以头昏、乏力、睡眠障碍、记忆力减退最常见。

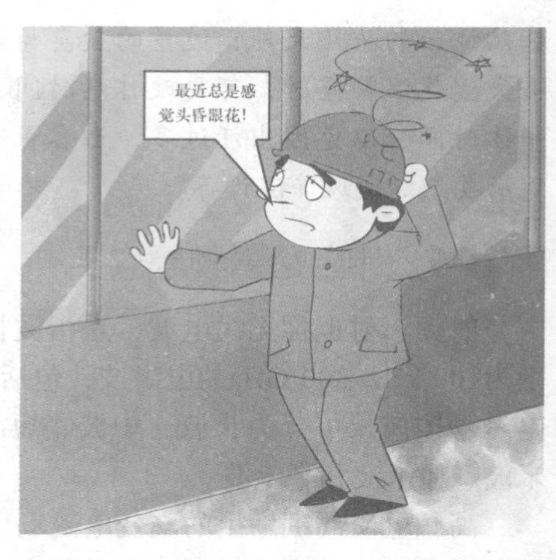

长时间受较强射频辐射伤害的典型症状是植物神经功能紊乱，如心动过缓、血压下降。但在大强度影响的后阶段，有的则相反，呈心动过速、血压波动及高血压倾向，常有月经周期紊乱、性欲减退的临床主诉，但未见影响生育功能。微波接触者除神经衰弱症状较明显、持续时间较长外，还有脑电图慢波显著增加，周围血常规检查白细胞总数暂时下降。

长期接触大强度微波的人员中，发现晶状体点状或小片状浑浊，有个别白内障报告，一般认为微波能加速晶状体正常老化过程。

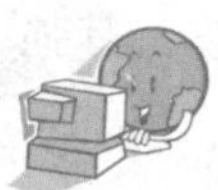

[相关链接]

接触射频辐射的工种主要有：高频感应加热，如高频热处理、焊接、冶炼；半导体材料加工等，使用频率多为300 kHz~3 MHz；高频介质加热，如塑料制品热合，木材、棉纱、纸张、食品的烘干，使用频率一般在10~30 MHz。微波主要用于雷达导航、探测、通信、电视及核物理研究等，频率在300 MHz~300 GHz。微波加热应用近年来发展较快，用于食品加工、医学理疗、家庭烹调、木材纸张、药材、皮革的干燥等。

77. 紫外线对人体的危害有哪些？如何防护？

紫外线照射皮肤时，可引起血管扩张，出现红斑，过量照射可产生弥漫性红斑，并可形成小水疱和水肿，长期照射可使皮肤干燥、失去弹性和老化。紫外线与煤焦油、沥青、石蜡等同时作用于皮肤时，可引起光感性皮炎。

紫外线照射眼睛时，可引起急性角膜炎，常因电弧光如电焊引起，故称为电光性眼炎。

预防紫外线危害的措施是：采用自动或半自动焊接作业，增大人体与辐射源的距离；电焊工及其助手必须佩戴专用的防护面罩或眼镜及适宜的防护手套，不得有裸露的皮肤；电焊工操作时应使用移动屏幕围住作业区，以免其他工种的人员受到紫外线照射；电焊时产生的有害气体和烟尘，应采用局部排风措施加以排除。

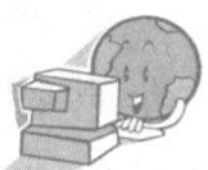

[相关链接]

电焊工工作时，除要戴护目眼镜外，还应戴口罩、面罩，穿戴好防护手套、脚盖、帆布工作服。

78. 什么是电离辐射？其职业接触机会有哪些？

电离辐射是指一切能引起物质电离的辐射总称，包括α射线、β射线、γ射线、X射线、中子射线等，如生产上测料位用的料位仪、X射线探伤及测厚仪，测水分用的中子射线，医学上用的X射线诊断机、γ射线治疗机，核医学用的放射性同位素试剂等。

接触电离辐射照射的主要工种有：

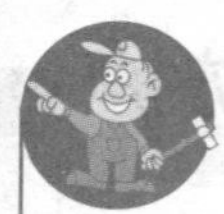

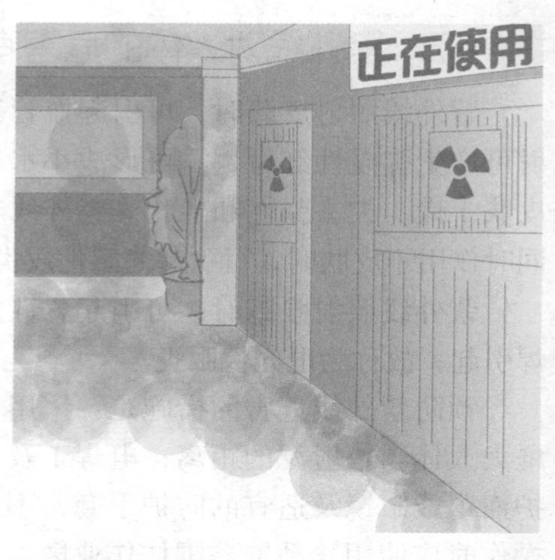

（1）小煤矿、小金矿、小铁矿、磷酸盐矿。

（2）仪表工业用的发光涂料，陶瓷工业、建筑材料中的放射性核素等均可对人体产生一定的危害，但由于含量很低，在本底水平，平时是不会对人体造成危害的，除非是在事故的情况下或误服时才能引起人体伤害。

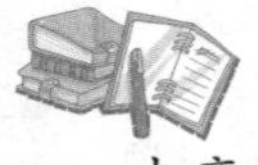

[知识学习]

电离辐射以外照射和内照射两种方式作用于人体：外照射的特点是只要脱离或远离辐射源，辐射作用即停止；内照射是由于放射性核素经呼吸道、消化道、皮肤和注射途径进入人体后，对机体产生作用。

79. 电离辐射对人体的危害主要有哪些?

急性放射病是在短时间内大剂量辐射作用于人体而引起的，如全身照射超过100 rad时就能够发病。局部急性照射可产生局部急性损伤，如暂时性或永久性不育、白细胞暂时减少、造血障碍、皮肤溃疡、发育停滞等。急性放射损伤平时非常少见，只在从事核工业和放射治疗时，由于偶然事故而发生，或在核武器袭击下发生。

慢性放射病是在较长时间内接受一定剂量的辐射而引起

的。全身长期接受超容许剂量的慢性照射可引起慢性照射病；局部接受超剂量的慢性照射可产生慢性损伤，如慢性皮肤损伤、造血障碍、生育能力受损、白内障等。慢性损伤常见于放射工作职业人群，以神经衰弱综合征为主，伴有造血系统或脏器功能改变，常见白细胞减少。

放射性疾病已被列为法定职业病，并有相应的国家诊断标准。

胚胎和胎儿对辐射比较敏感。在胚胎植入前期受照射，可使出生前死亡率升高；在器官形成期受照射，可使畸形率升高；在胎儿期受照射，小头症、智力迟钝等发育障碍的出现率增高。因此，对育龄妇女和孕妇，在放射性照射的防护上都有特殊的要求。

辐射的远期随机效应表现为辐射可能致癌和可能造成遗传损伤。在受到照射的人群中，白血病、肺癌、甲状腺癌、乳腺癌、骨癌等各种癌症的发生率随受照射剂量增加而增高。辐射可能使生殖细胞的基因突变和染色体畸变，使受照者的后代中各种遗传疾病的发生率增高。

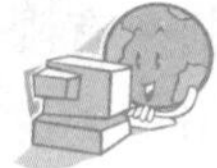

[相关链接]

辐射包括电离辐射和非电离辐射。在核领域，辐射防护专指电离辐射防护。

80. 放射防护的常规方法有哪些?

放射防护工作一般分为外防护和内防护两部分。

（1）外防护。除控制放射源外，主要从时间、距离和屏蔽三个方面进行。

1）时间防护。是在不影响工作质量的原则下，设法减少人员受照时间，如熟练操作技术、减少不必要的停留时间、几个人轮流操作等。

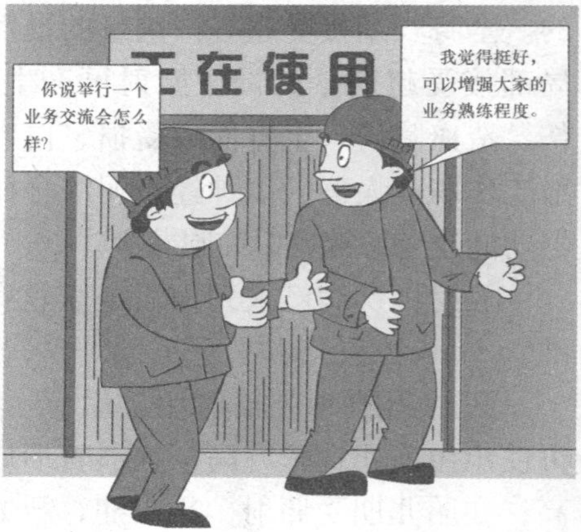

2）距离防护。是在保证效果的前提下，尽量远离辐射源。在操作中切忌直接用手触摸放射源，最好使用自动或半自动的作业方式。

3）屏蔽防护。是外防护应用最多、最基本的方法，既有固定的也有移动的，有直接用于辐射源运输贮存的，也有用于房间设备以及个人佩戴的。屏蔽材料需根据射线的种类和能量来决定，如X射线、γ射线可用铅、铁、混凝土等物质；β射线宜用铝和有机玻璃等。

（2）内防护。主要有围封隔离、除污保洁和个人防护三个环节。

围封隔离是采用与外界隔离的原则，把开放源控制在有限的空间内。根据使用放射性核素的放射性毒性大小、用量多少以及操作形式繁简，按照《放射性防护规定》，把放射性工作单位分为三类，一、二类单位不得设于市区，三类和属于二类医疗单位可设于市区。在污染源周围按单位类别要求划出一定范围的防护监测区，作为定期监测环境污染的范围。放射性工作场所、放射源以及盛放放射性废物的容器等，要加上明显的放射性标记，提醒人们注意。对人员和物品出入放射性工作场所要进行有效的管理和监测。

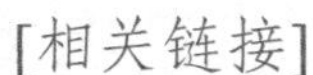

[相关链接]

个人防护的总原则是：应禁止一切能使放射性核素侵入人体的行为，如饮水、进食、吸烟、用口吸取放射性药物等。要根据不同的工作性质，配用不同的个人防护用具，如口罩、手套、工作服等。

劳动防护用品的监督管理与使用

81. 劳动防护用品如何分类?

劳动防护用品分为特种劳动防护用品和一般劳动防护用品。

特种劳动防护用品目录由国家安全生产监督管理总局确定并公布，未列入该目录的劳动防护用品为一般劳动防护用品。

国家安全生产监督管理总局对全国劳动防护用品的生产、检验、经营和使用的情况实施综合监督管理。

省级安全生产监督管理部门对本行政区域内劳动防护用品的生产、检验、经营和使用的情况实施综合监督管理。

煤矿安全监察机构对监察区域内煤矿企业的劳动防护用品使用情况实施监察。

特种劳动防护用品实行安全标志管理。特种劳动防护用品安全标志管理工作由国家安全生产监督管理总局指定的特种劳动防护用品安全标志管理机构实施，受指定的特种劳动防护用品安全标志管理机构对其核发的安全标志负责。

[知识学习]

劳动防护用品，是指由生产经营单位为从业人员配备的，使其在劳动过程中免遭或者减轻事故伤害及职业危害的个人防护装备。

82. 个人劳动防护用品分为哪几类?

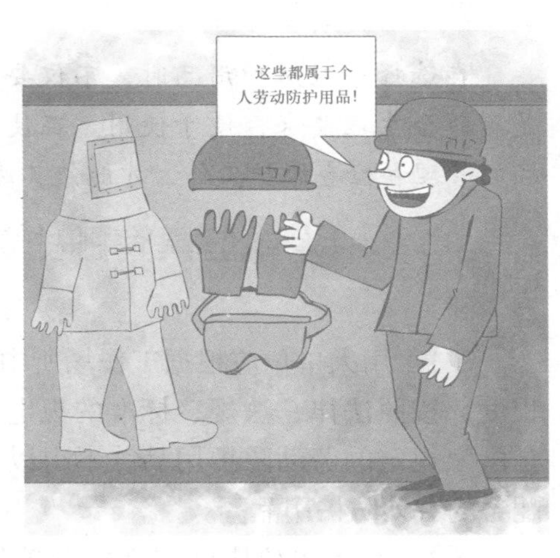

个人劳动防护用品在预防职业危害的综合措施中，属于第一级预防部分，当劳动条件尚不能从设备上改善时，劳动防护用品的使用还是主要的防护手段。在某些情况下，如发生中毒事故或设备检修时，合理使用个人防护用品，可起到重要的防护作用。

个人劳动防护用品有防护服、防护鞋帽、防护手套、防护面罩及眼镜、隔音器、呼吸防护器、皮肤防护剂等。

个人劳动防护用品主要有隔热屏障和吸收过滤的作用。起到隔热和屏障作用的有防护服、口罩、鞋帽、手套、防护面具、隔音器等。例如，根据接触职业环境的主要生产性有害因素，可以分别装备防尘、防酸碱腐蚀、防高温辐射和防放射性物质污染的防护服等，用以减少劳动者直接接触或受污染的程度。根据噪声的频谱和强度装备内耳或外耳隔音器等，起到一定的保护作用。起吸收和过滤作用的有防护眼镜和呼吸防护用具。例如，防护眼镜片可选择性地吸收、过滤紫外线等，过滤式防毒面具能吸收、过滤有毒气体和粉尘等。

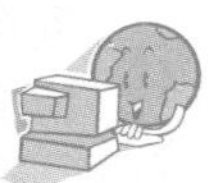

[相关链接]

在选择个人防护用品时，不仅要注意防护效果，还应考虑是否符合生理要求，便于使用。在使用时还需加强劳动防护用品的管理和检查维护工作，才能使其达到应有的防护效果。

83. 用人单位具有哪些劳动防护用品管理责任?

（1）用人单位应根据工作场所中的职业危害因素及其危害程度，按照法律、法规、标准的规定，为从业人员免费提供符合国家规定的劳动防护用品。不得以货币或其他物品替代应当配备的劳动防护用品。

（2）用人单位应到定点经营单位或生产企业购买特种劳动防护用品。特种劳动防护用品必须具有“三证”和“一标志”，即生产许可证、产品合格证、安全鉴定证和安全标志。

（3）用人单位应教育从业人员，按照劳动防护用品的使用规则和防护要求正确使用劳动防护用品，使职工做到“三会”：会检查劳动防护用品的可靠性，会正确使用劳动防护用品，会正确维护和保养劳动防护用品。用人单位应定期进行监督检查。

（4）用人单位应按照产品说明书的要求，及时更换、报废过期和失效的劳动防护用品。

（5）用人单位应建立、健全劳动防护用品的购买、验收、保管、发放、使用、更换、报废等管理制度和使用档案，并进行必要的监督检查。

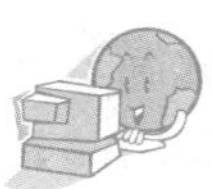

[相关链接]

劳动防护用品的使用必须在其性能范围内，不得超过极限使用；不得使用未经国家指定、未经监测部门认可和检测还达不到标准（国家标准）的劳动防护用品；不得使用无安全标志的特种劳动防护用品；劳动防护用品不能随便代替，更不能以次充好。

84. 如何配备个人劳动防护用品？

（1）头部防护主要是佩戴安全帽。安全帽适用于环境存在物体坠落的危险或物体击打的危险。

（2）坠落防护主要是系好安全带。安全带适用于需要登高时（2 m以下）或有跌落的危险时。

（3）眼睛防护一般是指佩戴防护眼镜、眼罩或面罩。存在粉尘、气体、蒸气、雾、烟或飞屑刺激眼睛或面部时，佩戴安全眼镜、防化学物眼罩或面罩（需整体考虑眼睛和面部同时防护的需求）；焊接作业时，佩戴焊接防护镜和面罩。

工地粉尘浓度太大，
不但要戴防尘口罩，
还要戴上防护眼镜。

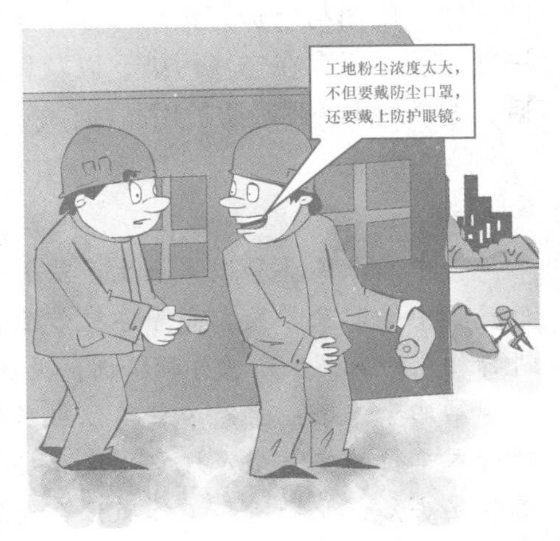

（4）手部防护主要方法是佩戴防切割、防腐蚀、防渗透、隔热、绝缘、保温、防滑等手套。可能接触尖锐物体或粗糙表面时，选用防切割手套；可能接触化学品时，选用防

化学腐蚀、防化学渗透的防护用品；可能接触高温或低温表面时，做好隔热防护；可能接触带电体时，选用绝缘防护用品；可能接触油滑或湿滑表面时，选用防滑的防护用品，如防滑手套等。

（5）足部防护用品主要有防砸、防腐蚀、防渗透、防滑、防火花的保护鞋。可能发生物体砸落的地方，要穿防砸保护鞋；可能接触化学液体的作业环境，要穿化学防护鞋；注意在特定的环境穿防滑、绝缘或防火花的防护鞋。

（6）防护服适用于保温、防水、防化学腐蚀、阻燃、防静电、防放射线等。防护服一般要求：高温或低温作业要能保温；潮湿或浸水环境要能防水；可能接触化学液体要具有化学防护作用；在特殊环境下的防护服应具有阻燃、防静电、防放射线等功能。

（7）听力防护。应根据《工业企业职工听力保护规范》选用护耳器，同时还要考虑提供适宜的通信设备。

（8）呼吸防护应根据GB/T 18664—2002《呼吸防护用品的选择、使用与维护》选用。在考虑是否缺氧、是否有易燃易爆气体、是否存在空气污染，以及种类、特点、浓度等因素之后，选择适用的呼吸防护用品。

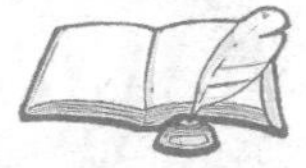

[法律提示]

《中华人民共和国安全生产法》第二十五条：生产经营单位接收中等职业学校、高等学校学生实习的，应当对实习学生进行相应的安全生产教育和培训，提供必要的劳动防护用品。

第四十一条：生产经营单位应当教育和督促从业人员严格执行本单位的安全生产规章制度和安全操作规程；并向从业人员如实告知作业场所和工作岗位存在的危险因素、防范措施以及事故应急措施。

第四十四条：生产经营单位应当安排用于配备劳动防护用品、进行安全生产培训的经费。

第五十四条：从业人员在作业过程中，应当严格遵守本单位的安全生产规章制度和操作规程，服从管理，正确佩戴和使用劳动防护用品。

第九十六条：生产经营单位未为从业人员提供符合国家标准或者行业标准的劳动防护用品的，责令限期改正，可以处5万元以下的罚款；逾期未改正的，处5万元以上20万元以下的罚款，对其直接负责的主管人员和其他直接责任人员处1万元以上2万元以下的罚款；情节严重的，责令停产停业整顿；构成犯罪的，依照刑法有关规定追究刑事责任。

85. 如何选用防噪声耳塞、耳罩和帽盔?

防噪声耳塞是指插入外耳道的一种栓塞，常用塑料或橡胶制作，以能密塞外耳道又不引起刺激感或压迫感为好。

防噪声耳罩常为塑料制成，内有泡沫或海绵垫层，覆盖双耳。耳罩能罩住部分颅骨，有助于减低一部分经颅骨传到内耳的噪声。

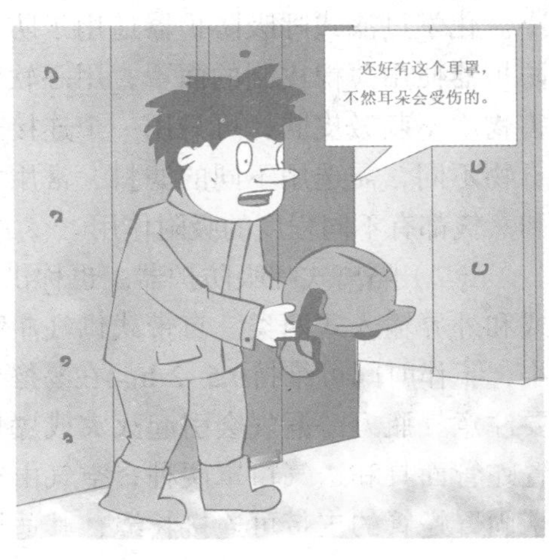

帽盔能覆盖大部分头骨，以防止强烈噪声经头骨传导到内耳，帽盔两侧耳部常垫防声材料，加强防护效果。

使用这些防噪声护品时，应根据噪声的强度和频谱合理选用。对噪声强度是110 dB的中频噪声，只用耳塞即可；对140 dB的噪声，即使是低频，也宜耳塞和耳罩并用，或戴帽盔。

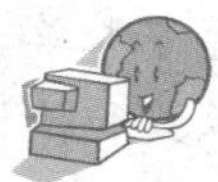

[相关链接]

工人长期在噪声环境下工作，如果不重视耳朵的保护，随着时间的推移，轻则会感到耳朵“背”，重则会变成“聋子”。

86. 呼吸防护器的作用有哪些?

呼吸防护器包括防尘口罩、防毒口罩、防毒面具等，种类很多。根据结构和作用原理，呼吸防护器分为过滤式和隔离式两大类：

（1）过滤式呼吸防护器。也称净化式防护器。机械过滤式呼吸防护器可防御各种粉尘、烟或雾等有害物质，常称为防尘口罩。性能好的口罩能过滤掉细尘，并有较好的通气性，阻力小。化学过滤式呼吸防护器适用于防毒，也称防毒面具，这类防护器使用薄橡皮制的面罩，用一软管或直接连接药盒，如有害物质不刺激皮肤，可只用一个连接药盒的口罩。因要净化的毒物不同，需选用不同的滤料，常用的滤料活性炭对各种气体和蒸气都有不同程度的吸附作用。

（2）隔离式呼吸防护器。也称供气式防护器，有自带氧气式和外界输入式两类。自带式供气瓶背在身上，根据气瓶的大小，工作时间可维持0.5~2 h。在易燃、易爆物质存在的场合，要注意气瓶万一漏气会引起火灾或爆炸。外界输入式又分为固置蛇管面具和送气口罩两种，空气由空压机或鼓风机供给，用于固置蛇管的皮带可连接长绳，其适用范围与自带式相同，但活动范围受蛇管长度限制。

供气式防护器主要供发生意外事故时救灾人员使用，或在密不通风且有害物质浓度极高又缺氧的工作环境中使用。

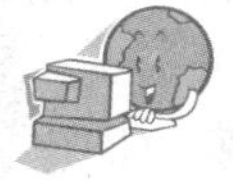

[相关链接]

防尘口罩使用一段时间后，因粉尘等阻塞滤料空隙，阻力会增大，须注意更换滤料。

87. 防护帽的作用有哪些?

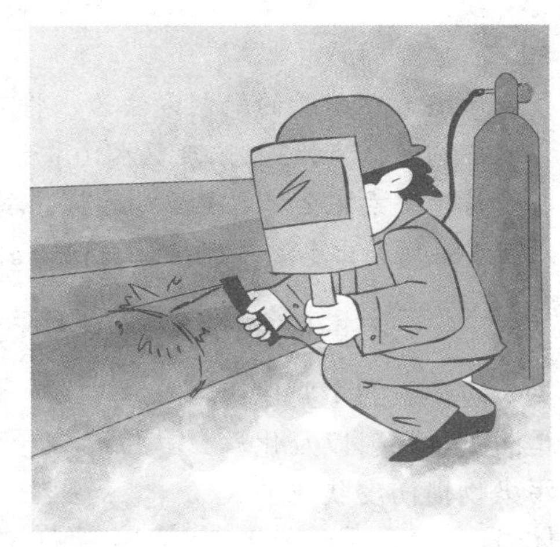

（1）安全帽。用于防止意外重物坠落或飞击伤害头部。国内常用的有塑料安全帽，这种安全帽必须符合国家标准《安全帽》（GB 2811—2007）的要求。

（2）复式安全帽。电焊工安全帽，起到安全和防护的作用；矿工安全帽，起到安全和防尘作用；矿工组合式安全帽盔，主要由安全帽、防尘面罩与风包三部分组成，起到安全、防尘、防噪声的作用。

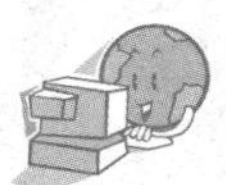

[相关链接]

用于职业健康的防护帽有防尘帽、防水帽、防寒帽、防静电帽、防电磁辐射帽和防昆虫帽等。

88. 目前常用的皮肤防护用品有哪些?

（1）防护手套。采用新型橡胶体聚氨酯甲酸塑料浸塑而成，具有良好的耐热、耐寒性，能防苯类溶剂、多种油类、漆类和有机溶剂。

（2）防护膏膜。在不适于戴手套操作时，采用膏膜防护皮肤污染，常用的是干酪素防护膏，对酸碱等水溶液可用由聚甲基丙烯酸丁酯制成的胶状膜液。涂敷后形成防护膜，洗脱时用乙酸乙酯等溶液，在夏季需冷藏。

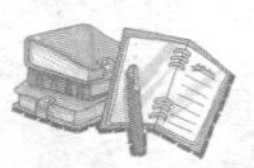

[知识学习]

干酪素防护膏的配制方法为：将300 g干酪素浸泡在850 g温水中隔夜，滴加25%浓度氨水10 g至干酪素和水中，边加边搅拌，待干酪素完全溶解呈现糊膏状，添加300 g甘油并搅拌，然后将其盛瓶移出水浴，加95%酒精850 g，搅和即成。

89. 防护服的作用有哪些?

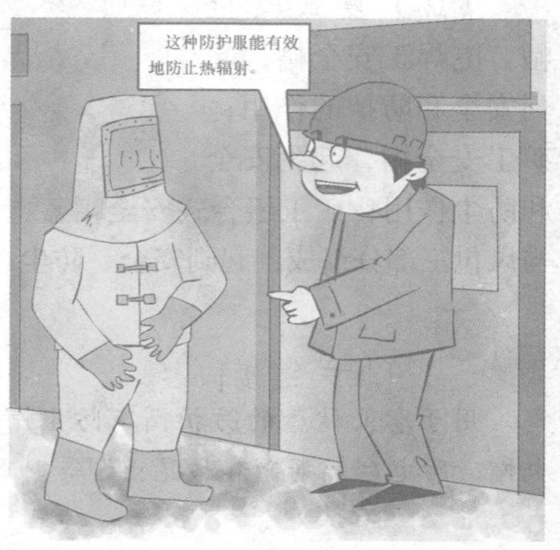

防护服的主要作用是防护热辐射以及化学污染物损伤皮肤或进入体内。

（1）防热服。可分为非调节和调节两种。非调节防热服具有良好的反射性，以能反射辐射热而起到隔热作用的铝箔防热服为代表，这种防护服配有涂金属膜反射镜片的铝箔帽盔、手套、靴。使用这类防护服必须经常注意保持表面光亮洁净，否则将失去反射辐射热的效能。石棉防热服导热系数小、隔热性好，但太重，穿着后操作不便。白帆布防护服虽防辐射，但防热作用远不如前两者，但其具有经济耐用的特点，因此目前使用比较广泛。

调节防热服是一种内装有若干冰袋的冷冻服。这种冷冻服是一个背心，背心前后的口袋内装有金属扁罐，罐内装有低温无毒的盐溶液，当盐溶液升温失去作用时可以调换。这种扁罐也可以放在安全帽内，在高温强辐射环境下劳动时可以使用。

（2）防化学污染服。主要用于防酸碱对皮肤的伤害，常以丙纶、涤纶或氯纶等面料制作。防化学物进入机体的防护服，常用的各种防护物质为不渗透或渗透率小的聚合物，涂于化纤或天然纤维织物上制成。

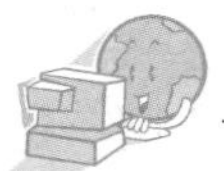

[相关链接]

防护服根据防护功能可分为普通防护服、防水服、防寒服、防砸背心、防毒服、阻燃服、防静电服、防高温服、防电磁辐射服、耐酸碱服、防油服、水上救生衣，以及防昆虫服、防风沙服等多类产品。

90. 防护眼镜和防护面罩的作用有哪些？

防固体碎屑的防护眼镜，主要用于防御金属或砂石碎屑等对眼睛的机械损伤，眼镜片和眼镜框架应结构坚固、抗打击，框架周围装有遮边，镜片可选用钢化玻璃或铜丝网防护镜；防化学溶液的防护眼镜，主要用于防御有刺激或腐蚀性的溶液对眼睛的化学损伤，可选用普通平光镜片，镜框应有遮盖，以防

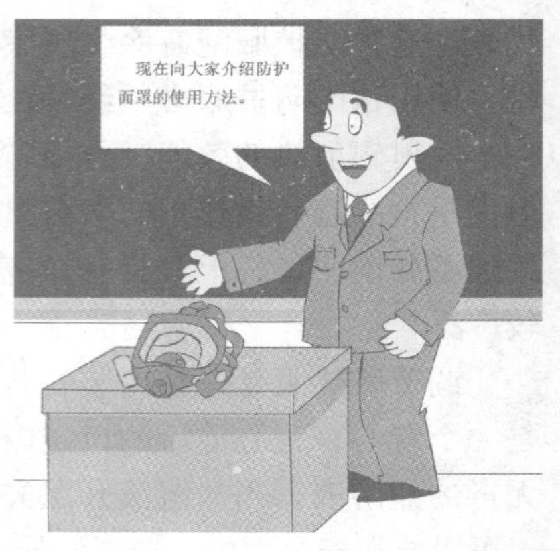

溶液溅入；防辐射的防护眼镜，用于防御过强的紫外线等辐射线对眼睛的危害。

防护面罩主要有以下几种：

（1）普通面罩。是防止固体屑末和化学溶液溅射入眼及损伤面部的面罩，用轻质透明塑料或聚碳酸酯等塑料制作。面罩两侧及下端，分别向两耳和下巴颏下端朝颈部延伸，使面罩能更全面地包裹面部，以增强防护效果。

（2）有机玻璃隔热面罩。可防止热辐射对头部的作用，主要用于钢铁处理、大炉出灰、玻璃熔融等工种。

（3）金属网面罩。用于防热和防微波辐射。

（4）电焊面罩。除装有深绿色镜片外，其面罩部位用一定厚度的硬纸纤维制成，质轻、防热，具有良好的电绝缘性，可防止电焊时产生的高热、紫外线、红外线、可见光以及烟雾刺激。

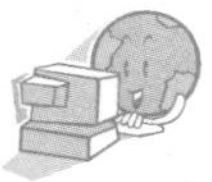

[相关链接]

防护眼镜和防护面罩主要防护眼睛和面部免受紫外线、红外线和微波等电磁波的辐射，防止粉尘、烟尘、金属和砂石碎屑以及化学溶液溅射的损伤。

常见职业危害事故应急救护

91. 职业危害事故的特点是什么？

经理室
一定要给员工普及职业病的危害知识才行啊！

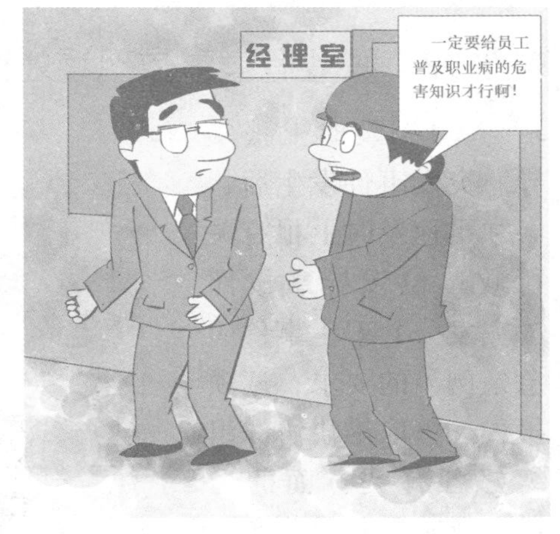

（1）职业危害事故多为突然发生、发病很急、甚至事先没有预兆、难以预测、没有防备，以致难以做出能完全避免此类事件发生的应对措施。

（2）突发事件往往病情严重，主要表现为发病人数多或病死率高。有些疾病甚至难以诊断或是没有特效药，给治疗带来很多困难。

（3）职业病危害事故并非仅仅影响少数几个人的健康，一般会影响到相当人数的群体。

（4）有的职业病危害事故的传播速度很快，危害因素可以通过各种传播途径迅速扩大影响范围，造成更多人受害。

（5）职业病危害事故的发生和应急处理往往会涉及社会上诸多方面。因此，在采取应急措施方面不仅应由卫生和安全生产监督管理部门来负责，而且需要各有关部门通力协作，如生产部门、交通部门、公安部门、城建部门、环保部门等。所以，重大的职业病危害事故的应急处理必须由上级政府统一指

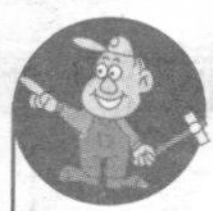

挥、统一调配，方能合理妥善处置。

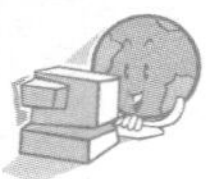

[相关链接]

职业病危害事故是指突然发生，造成或者可能造成职业人群或社会公众健康严重损害的核与放射性突发事件、职业中毒、高温中暑、大量危险品泄漏等事故。

92. 职业危害事故现场处理的原则是什么？

（1）及时上报领导。突发事件发生后，必须迅速及时上报有关行政单位领导。按照《突发公共卫生事件应急条例》的要求，逐项报告。争取尽快协调组织好各有关方面的力量，及时果断地落实应急措施。

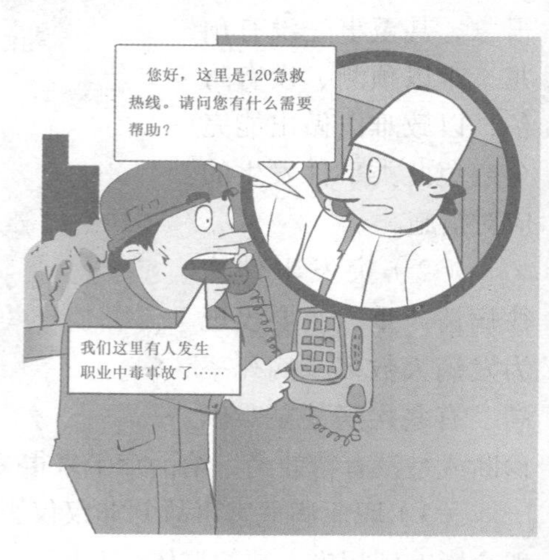

（2）立即抢救受害者。应立即使受害者脱离危险现场，尽快送往有关的医院，及早抢救，使之尽快脱离危险。必要时应立即隔离，以免病原体进一步扩散。

（3）迅速保护高危险人群。对疑似受害者、确认受害者的密切接触者以及其他有关高危险人群，应根据有关情况，采取相应的医学观察措施。

（4）尽快查明事故原因。查明原因是有效抢救、治疗、控制、预防的关键，原因查明了，各项措施的落实才更具有针对性，目标才更明确。

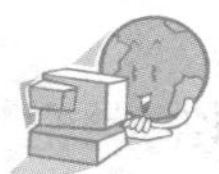

[相关链接]

查明事故原因主要从临床检查、化验和诊断、职业流行病学调查、现场环境调查和环境检测、现场环境复原试验等几个方面进行。

93. 急性中毒的现场处理措施有哪些?

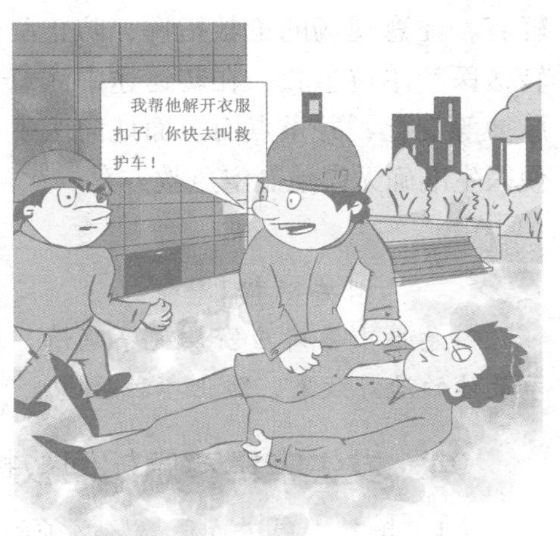

急性中毒病情发展很快，现场处理是对急性中毒者的第一步处理。

（1）切断毒源。包括关闭阀门，加盲板，停车，停止送气，堵塞“跑、冒、滴、漏”，使毒物不再继续侵入人体和扩散。逸散的毒气应尽快采取抽毒或排毒、引风吹散或中和等办法处理。如跑氯可用废氨水喷雾中和，使之生成氯化铵。

（2）搞清毒物种类、性质，采取相应的保护措施。既要抢救别人，又要保护自己，莽撞地闯入中毒现场只能造成更大损伤。

（3）尽快使患者脱离中毒现场，松开领扣、腰带，使其呼吸新鲜空气。如果有毒物污染，迅速脱掉被污染的衣物，清水冲洗皮肤15 min以上，或用温水、肥皂水清洗，同时注意保

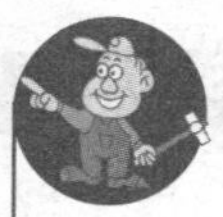

暖。有条件的厂矿卫生所，应立即针对毒物性质给予解毒和驱毒剂，使进入体内的毒物尽快排出。

（4）发现呼吸困难或停止时，进行人工呼吸（氰化物类剧毒，禁止口对口人工呼吸）。有条件的立即吸氧或加压给氧，针刺人中、百会、十宣等穴位，注射呼吸兴奋剂。

（5）心脏骤停者，立即进行胸外心脏按压，心脏注射“三联针”。

（6）发生3人以上多人中毒事故，要注意分类：先重者后轻者，注意现场的抢救指挥，防止乱作一团。对危重者尽快地转送医疗单位急救，在转运途中注意观察患者的呼吸、心跳、脉搏等变化，并重点而全面地向医生介绍中毒现场的情况，以便医生准确无误地制定急救方案。

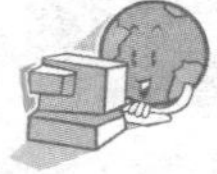

[相关链接]

对急性中毒者应密切观察病情，进行有效的对症治疗，力争最佳的治疗效果，防止各种后遗症。

94. 发生中毒窒息如何救护?

（1）抢救人员进入危险区必须戴上防毒面具、自救器等防护用品，必要时也给中毒者戴上，迅速把中毒者转移到有新鲜风流的地方，静卧保暖。

（2）如果是一氧化碳中毒，中毒者还没有停止呼吸或呼吸虽已停止但心脏还在跳动，在清除中毒者口腔和鼻腔内的杂物使呼吸道保持畅通后，立即进行人工呼吸。若心脏跳动也停止了，应迅速进行胸外心脏按压急救，同时进行人工呼吸。

（3）如果是硫化氢中毒，在进行人工呼吸之前，要用浸透食盐溶液的棉花或手帕盖在中毒者的口鼻。

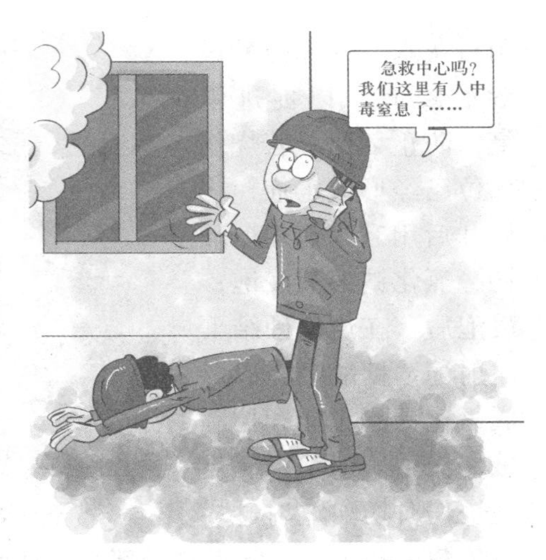

（4）如果是因瓦斯或二氧化碳窒息，情况不太严重时，只要把窒息者转移到空气新鲜的场地稍作休息就会苏醒，假如窒息时间比较长，就要进行人工呼吸抢救。

（5）在救护中，急救人员一定要沉着，动作要迅速，在进行急救的同时，应通知医生到现场进行救治。

[知识学习]

一氧化碳、二氧化碳、二氧化硫、硫化氢等超过允许浓度时，均能使人吸入后中毒。发生中毒窒息事故后，救援人员千万不要贸然进入现场施救，首先要做好自身防护，避免成为新的受害者。

95. 强酸灼伤如何做现场处理？

浓酸溅到皮肤上后，应及时用大量清水冲洗，脱去被污染的衣物，根据不同酸的特殊性做适当处理。硫酸、盐酸、硝酸所引起的烧伤应先拭去患处酸液，后用大量清水冲洗10~30 min，用5%的碳酸氢钠溶液中和后，再用大量清水冲洗，最后按烧伤处理，三度烧伤可用碘酒或中草药局部处理。

氢氟酸烧伤的危害最大，其烧伤处理步骤如下：首先立即

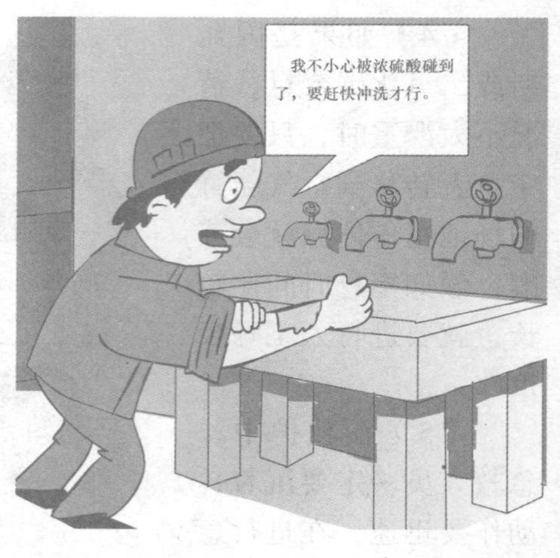

用石灰水、饱和硫酸镁溶液浸泡，以促进恢复，防止坏死。若烧伤部位已经形成水疱，应切开后用30%葡萄糖酸钙、氯化钠溶液浸泡；浸泡后，在烧伤硬结下注射葡萄糖酸钙，以形成氧化钙起止痛和控制破坏作用。但手指、足趾烧伤时切勿注射过多的葡萄糖酸钙，以防阻滞局部血循环而引起组织坏死。此外，局部烧伤可敷氧化镁与20%甘油混合糊状膏。如已形成溃疡或水疱，或浸透甲床，可切开，必要时将指甲剥离或做 ▽ 形局部切除，用弱碱溶液浸泡后再敷以氧化镁油膏。

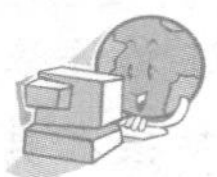

[相关链接]

由强酸、强碱、酚、磷等化学物质引起的烧伤，称为化学灼伤，大多数是由于设备故障、违章操作或个人防护不当等原因所造成。

96. 强碱灼伤如何做现场处理？

当强碱溅到皮肤上时应立即用大量清水冲洗，要冲洗得尽量彻底干净。用水冲洗前禁用中和剂，以免产生中和热加重烧伤。如用1%~2%醋酸冲洗和湿敷，最后仍需用大量清水冲洗创面。

石灰烧伤时，应先将石灰粉粒清除干净，然后再用清水冲洗，以防石灰在遇水时产生大量热而加重组织烧伤。

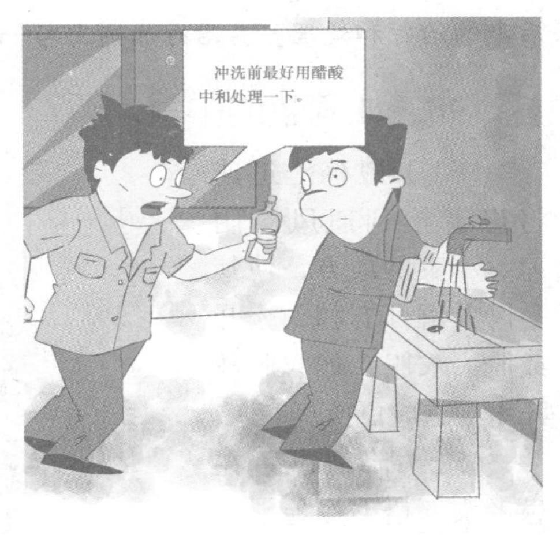

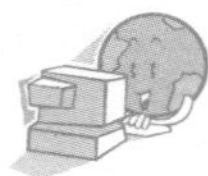

[相关链接]

碱对组织的破坏及渗透性较强，除立即作用外，还能皂化脂肪组织，吸出细胞内的水分，溶解蛋白质并与之结合形成碱性蛋白化合物，使烧伤逐步加深。碱灼伤通常表现为局部变白、刺痛、周围红肿起水疱，重者可引起糜烂。

97. 磷灼伤如何做现场处理?

磷接触皮肤时，局部皮肤表面高热并产生白色烟雾，而且灼伤的面积较深。黄磷在常温中能自燃，氧化成五氧化二磷，遇水生成磷酸。所以黄磷烧伤时既有发热，又有酸的作用造成复合型烧伤。另外，磷又能经皮肤黏膜吸收，造成全身中毒。

因此，现场处理磷灼伤应用大量清水冲洗并尽量去除磷颗粒，对清除不掉的可用10%硫酸铜溶液湿敷创面，使磷颗粒变成黑色的硫化磷，然后去除，再以20%硫酸氢钠湿敷，以便中和磷酸。黄磷烧伤时应冲洗、浸泡或用湿布覆盖创面，以隔绝空气，阻止燃烧。

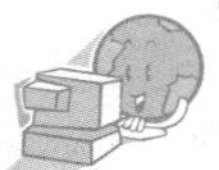

[相关链接]

各种化学烧伤，经现场急救处理后，要立即送往医院进行

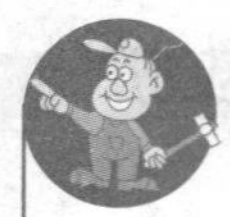

后期的治疗和处理。其治疗原则上与一般性烧伤相似。

98. 如何救助中暑人员?

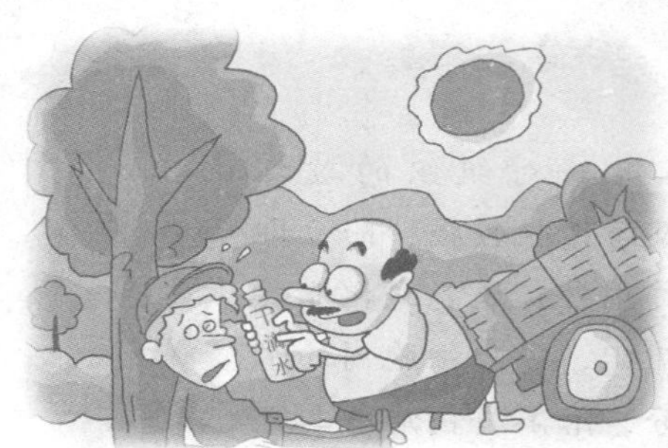

（1）搬移。迅速将患者抬到通风、阴凉、干爽的地方，使其平卧并解开衣扣，松开或脱去衣服，如衣服被汗水湿透应更换。

（2）降温。可在患者头部捂上冷毛巾，用50%酒精、白酒、冰水或冷水进行全身擦拭，然后用电扇吹风，加速散热，有条件的也可用降温毯给予降温，但不要快速降低患者体温，当体温降至38℃以下时，要停止一切冷敷等强降温措施。

（3）补水。患者仍有意识时，可给一些清凉饮料。在补充水分时，可加入少量盐或小苏打水，但千万不可急于补充大量水分，否则会引起呕吐、腹痛、恶心等症状。

（4）促醒。病人若已失去知觉，可指掐人中、合谷等穴，使其苏醒。若呼吸停止，应立即实施人工呼吸。

（5）转送。对于重症中暑病人，必须立即送医院诊治。搬运病人时，应用担架运送，不可使患者步行。同时运送途中要注意尽可能地用冰袋敷于病人额头、枕后、胸口、肘窝及大腿根部，积极进行物理降温，以保护大脑、心肺等重要脏器。

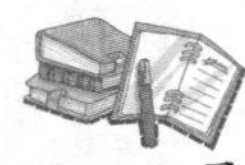

[知识学习]

人员中暑的分类：

（1）先兆中暑。先兆中暑为中暑中最轻的一种。表现为在高温条件下劳动或停留一定时间后，出现头昏、头痛、大量出汗、口渴、乏力、注意力不集中等症状，此时的体温可正常或稍高。这类病人经积极处理后，病情很快会好转，一般不会造成严重后果。处理方法也比较简单，通常是将病人立即带离高热环境，安置于阴凉、通风条件良好的地方，解开衣服，口服清凉饮料及0.3%的冰盐水或十滴水、人丹等防暑药，经短时间休息和处理后，症状即可消失。

（2）轻度中暑。轻度中暑往往因先兆中暑未得到及时救治发展而来，除有先兆中暑的症状外，还可同时出现体温升高（通常＞38℃），面色潮红，皮肤灼热；比较严重的可出现呼吸急促，皮肤湿冷，恶心、呕吐，脉搏细弱而快，血压下降等呼吸、循环早衰症状。处理时除按先兆中暑的方法外，应尽量饮水或静脉滴注5%葡萄糖盐水，也可用针刺人中、合谷、涌泉、曲池等穴位。如体温较高，可采用物理方法降温；对于出现呼吸、循环衰竭倾向的中暑病人，应送医院救治。

（3）重症中暑。重症中暑是中暑中最严重的一种。患者昏迷，体温常在40℃以上，皮肤干燥、灼热，呼吸快，脉搏大于140次/min。这类病人治疗效果很大程度上取决于抢救是否及时。因此，一旦发生中暑，应尽快将病人体温降至正常或接近正常。降温的方法有物理和药理两种。物理降温简便安全，通常是在病人颈项、头顶、头枕部、腋下及腹股沟加置冰袋，或用凉水加少许酒精擦拭，一般持续半小时左右，同时可用电风扇向病人吹风以增加降温效果。由于重症中暑病人病情发展很快，且可出现休克、呼吸衰竭，时间长甚至危及病人生命，所以应争分夺秒地抢救，最好尽快送条件好的医院救治。

99. 怎样做口对口人工呼吸?

（1）将患者置于仰卧位，施救者站在患者右侧，将患者颈部伸直，右手向上托患者的下巴颏，使患者的头部后仰。这样，患者的气管能充分伸直，有利于人工呼吸。

（2）清理患者口腔，包括痰液、呕吐物及异物等。

（3）用身边现有的清洁布质材料，如手绢、小毛巾等盖在患者嘴上，防止传染病。

（4）左手捏住患者鼻孔（防止漏气），右手轻压患者下颌，把口腔打开。

（5）施救者自己先深吸一口气，用自己的口唇把患者的口唇包住，向患者嘴里吹气。吹气要均匀，要长一点儿（像平时长出一口气一样），但不要用力过猛。吹气的同时用眼角观察患者的胸部，如看到患者的胸部膨起，表明气体吹进了患者的肺脏，吹气的力度合适。如果看不到患者胸部膨起，说明吹气力度不够，应适当加强。吹气后，待患者膨起的胸部自然回落后，再深吸一口气重复吹气，反复进行。

（6）对一岁以下婴儿进行抢救时，施救者要用自己的嘴把

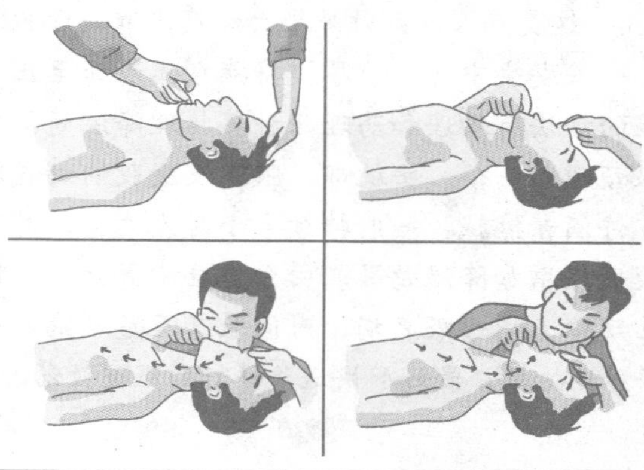

孩子的嘴和鼻子全部都包住进行人工呼吸。对婴幼儿和儿童施救时，吹气力度要减小。

（7）每分钟吹气10~12次。

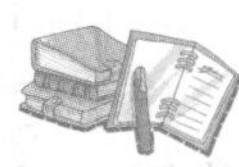

[知识学习]

只要患者未恢复呼吸，就要持续进行人工呼吸，不要中断，直到救护车到达，交给专业救护人员继续抢救。

如果身边有面罩和呼吸气囊，可用面罩和呼吸气囊进行人工呼吸。

100. 胸外心脏按压法的基本要领是什么？

（1）使伤员仰卧在比较坚实的地面或地板上，解开衣服，清除口内异物，然后进行急救。

（2）救护人员蹲跪在伤员腰部一侧，或跨腰跪在其腰部，两手相叠。将掌根部放在被救护者胸骨下1/3的部位，即把中指尖放在其颈部凹陷的下边缘，手掌的根部就是正确的压点。

（3）救护人员两臂肘部伸直，掌根略带冲击用力垂直下压，压陷深度为3~5 cm。成人每秒钟按压一次，太快或太慢效

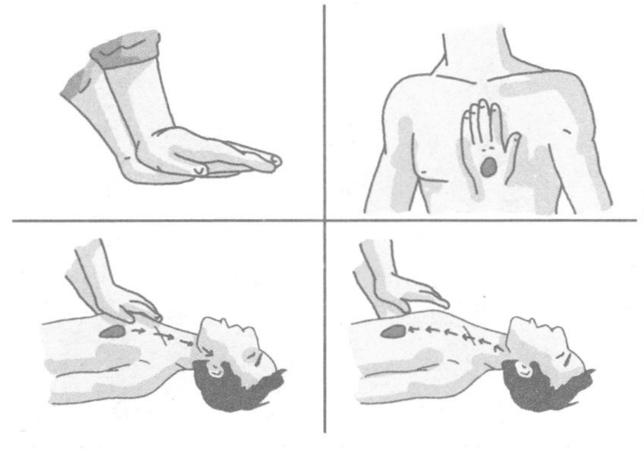

果都不好。

（4）按压后，掌根迅速全部放松，让伤员胸部自动复原。放松时掌根不必完全离开胸部。按以上步骤连续不断地进行操作，每秒钟一次。按压时定位必须准确，压力要适当，不可用力过大过猛，以免挤压出胃中的食物，造成气管堵塞，影响呼吸，或造成肋骨折断、气血胸和内脏损伤等。也不能用力过小，起不到按压的作用。

[知识学习]

伤员一旦呼吸和心跳均已停止，应同时进行口对口（鼻）人工呼吸和胸外心脏按压。如果现场仅有1人救护，两种方法应交替进行，每次吹气2~3次，再按压10~15次。进行人工呼吸和胸外心脏按压（人工氧合）急救，在救护人员体力允许的情况下，应连续进行，尽量不要停止，直到伤员恢复呼吸与脉搏，或有专业急救人员到达现场。